山元式
新頭針療法
YNSA

醫學博士
山元敏勝 著

醫心堂中醫診所院長 / 台灣山元式學會理事長
高資承 醫師 譯

晨星出版

目錄

第一章

第二章

第三章

第四章

第五章

作者序

西元 1973 年，我在大阪舉辦的第 25 屆日本良導絡自律神經學會當中，第一次發表了山元式新頭針療法（YNSA）。為了和「中國式頭針療法」區分，我以我的姓氏加上「新」來命名我發現的頭針療法。

至今為止，《山元式新頭針療法（YNSA）》這本書已經被翻譯成德文、英文，今後也會翻成葡萄牙文、中文等世界各國的語言。（註：中文第一版已於 2008 年出版）由於日本醫學界開始稍微對 YNSA 產生興趣，MEDICAL REVIEW 出版社也在西元 2000 年發行日文版。

這本書是 YNSA 的最新編修版。

本書省略了傳統中醫針灸的基礎說明。個人認為想學 YNSA 的人們，應該早就能夠掌握傳統針灸治療才對。本書以大家都已經精通中醫針灸為前提，盡可能地以精簡的文字提供 YNSA 的相關知識，讓各位可以在臨床上迅速地施行本療法。

雖然在日本的臨床醫學當中，使用針刺治療的人還很少，但在德國、義大利、美國、巴西、澳洲、匈牙利等國已經養成許多專門使用 YNSA 治療病患的醫師。希望 YNSA 能透過本書普及到全日本。

西元 1956 年（昭和 31 年），我從日本醫科大學畢業。那時候的我嚮往著美國醫學，所以到神奈川縣座間市的美國陸軍醫院當實習生。（日本 1946～1968 年設有「實習生」制度〔又稱「臨床實地研修」制度〕，醫學校的畢業生必須完成一年以上有關診療及公共衛生的實地研修，才能獲得國家考試資格考取醫師執照。在研修期間，不具備醫師資格的醫學校畢業生被稱為實習生。）當時日本的實習生沒有薪水，但美軍醫院是有給薪水的，而且畢業後還可以去美國。由於家境困難，所以我選了這一條路。我突破了難關，並成功被美軍醫院錄取為實習生。

隔年（西元 1957 年），我坐螺旋槳飛機前往美國的紐澤西州州立醫院實習，結束後前往紐約的哥倫比亞大學聖路加醫院主攻麻醉學。而我在紐約認識了我現在的妻子海倫（Helene），婚後我就到了德國的科隆大學附

設醫院專攻婦產科。西元 1966 年，我回到了日本，並在我的故鄉——宮崎縣日南市開設了山元診所。

　　由於在日南市從事農業的人居多，病患多半是因為身體各處疼痛而前來山元診所就診。我為了舒緩疼痛，會以神經阻斷術或疼痛點注射為主來治療病患。為了不注射過量的止痛劑，我常在局部麻醉劑（lidocaine）中加入 1ml 的滅菌水來稀釋藥物，盡可能地使用最小劑量治療。

　　某一天，有位腰痛病患來診所找我。

　　我依照慣例，在病患腰部的壓痛點上注射用蒸餾水稀釋的局部麻醉劑，沒想到病患因為注射實在太痛，而從診療床上跌了下來。由於在我的臨床經驗中從沒看過這種狀況，我也因此嚇了一跳。細查之後，才發現原來我忘記把局部麻醉劑混入注射針劑裡面了。若我只注射蒸餾水的話，就會有劇烈疼痛的情況發生。當下我心裡其實有點忐忑不安，但隔天病患來診所找我的時候，他的臉上充滿著笑意。

　　「醫生，這個腰痛其實已經困擾我很久了，但在昨天注射以後，疼痛就完全消失。雖然注射完當下真的很痛，可是我原本痛的那個地方馬上就不痛了，之後不只腰不會痛，還感覺全身都很舒暢。」

　　我在想這個現象會不會跟東洋醫學中傳統針灸治療的「經絡」或「穴道」有關。從那時候開始，我就嘗試不在注射液中混入局部麻醉劑，而之後也發現了許多在西醫訓練中沒學到的臨床表象。後來我跟針灸師借書來看，才發現在病患身上發生局部疼痛的位置，跟針灸學中的經絡穴道是一致的。

　　在這件事情發生以後，我開始認真地研究針刺治療。不可思議的是，我偶然在壓痛點上注射蒸餾水的這個行為，居然成為我開始研究針刺治療的動機。這個驚人的注射效果很快就在我們的社區傳開來了，因此有更多的病患前來就診，我也從他們身上學到更多東西。後來我就用針刺治療代替疼痛注射。

從西元 1968 年（昭和 43 年）開始，我將針刺麻醉運用在緩和分娩時的疼痛（無痛分娩）、剖腹產、闌尾炎手術等，主要以下腹部手術為主，而在這個時期，我經手的病例約 2000 例。

接著我開始對腦部損傷導致的半身不遂產生興趣，而不斷研究中國式頭皮針治療的文獻約三年的時間，但效果並不十分顯著。

在一個偶然之下，有一位從兩天前開始半身不遂的病患被送到我這裡來。

我為了在穴道上扎針，而一如往常地用手指在病患的顳側頭皮上尋找運動區的扎針穴位。當我用手指按壓病患頭皮時，顳側的運動區沒有任何反應；而當我用手指按壓前額的某一個點（也就是之後 YNSA 的「C 點」）時，病患告訴我「對側的上臂變比較輕，手臂可以動了」。之後我在那個點上扎針，病患癱瘓側的上臂就能夠活動了。

雖然我當時還不知道原因何在，但我掌握了這個事實，之後得出了一個結論。

在古代的中醫，會運用正中線（註：即矢狀線）與髮際交會的神庭穴（圖 1）來治療頭痛病患。如果把神庭當作「頭部」，神庭兩邊外側的 C 點當作上臂的話，你就會發現在前額有一個刺激點區，這也就是 YNSA「基本點」的由來。

接著我把新發現的點用英文大寫字母來標示，以及為了讓各位容易上手與系統化，我把這些刺激點分成四組：運動器官、內臟、感覺器官以及腦部。由於運用 YNSA 治療許多疾患、功能障礙 (dysfunction)、疼痛等均有顯著的療效，在世界各國的臨床醫學上被廣泛地運用。不論各種專科，許多醫師給予 YNSA 很高的評價。

之後我累積更多經驗，發現了「YNSA 腹部診斷」、「YNSA 頸部診斷」的診斷方法。根據這些診斷方法，我們能夠更精確地選擇哪一個「ε (Epsilon, Y 點)」，增加 YNSA 的即效性、可信度，以及縮短診療時間。

因此，在治療前一定要正確地使用腹部診斷或頸部診斷來診察病患。

　　雖然在歐美各國已將針灸納入醫療常規當中，但很可惜的是，日本尚未達成這個目標。如果我國能夠認同針刺治療的話，不僅可以減輕醫療開銷，也可以把針刺治療當作預防醫學的其中一個治療方法，嘉惠更多的病患。除此之外，針刺治療價格低廉，沒有成癮性、副作用，而且容易上手，是一個非常有價值的療法。希望在不久的將來，針刺治療能夠獲得醫療機構的高度評價。

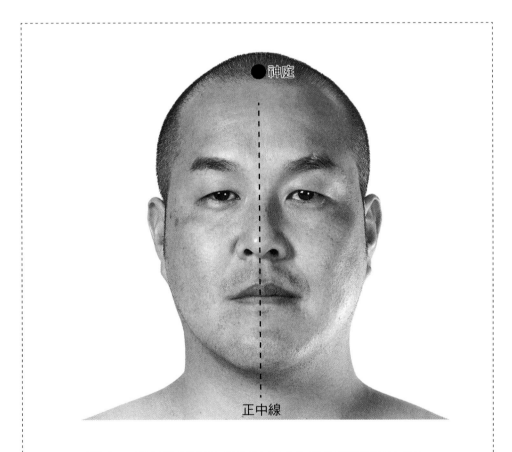

圖 1.　　最早的 YNSA 是以神庭穴為基礎所想像出來的

譯者序

　　山元敏勝醫師所著的《山元式新頭針療法（YNSA）》日文新版教科書，自 2013 年出版第一版後，至 2019 年已出版至第三版。身為山元敏勝醫師的台灣學生，個人仍持續學習本療法，並運用在臨床治療上。而山元醫師至今已高齡 90 歲，仍努力不懈地尋找新的刺激點與診斷方法，此種精神值得學習，因此本人在翻譯完上一本《山元式頭針除痛療法》後，立即接受山元敏勝醫師所託，進行本書的翻譯工作。

　　山元式新頭針療法（YNSA）是個動態的療法，除了四大刺激點區以外，山元醫師仍在開發新的刺激點。除此之外，由於 YNSA 在世界上的盛行，許多國家都有發現其獨特的刺激點與診斷模式，目前仍在持續成長當中。由於第一版書籍翻譯自德文，且英文版已十年沒有更新，為了將最新資訊介紹給各位台灣醫師，本版翻譯自日文版。而本書為繁體中文版第二版，與 2008 年的初版相比，第二版新增變更的項目如下：

　　a. 2008 年以後新增的診斷方法，如上臂診斷
　　b. 已確認療效的新刺激點，如 I-Somatotope
　　c. 新增治療案例
　　d. 修正舊版的刺激點
　　e. 刪除少許文字
　　f. 將自德文翻譯之醫學名詞換成台灣常用之解剖與醫學名詞，並附上拉丁文

　　本療法在世界上已經造福了許多病患，舉凡腰痛、肩頸痠痛、足底筋膜炎，到中風後遺症、帕金森氏症、突發性耳聾、急性多發性神經炎等都有不錯的療效，在國際期刊上也有許多 YNSA 的學術論文。簡而言之，本療法對於神經疾患、內科疾病、五官科疾病以及疼痛控制的療法十分顯著，可以提供給復健科、骨科、神經科醫師，中醫師，以及對 YNSA 有興趣的朋友們參考。

日本 YNSA 學會已經授權台灣成立 YNSA 台灣分部，名為「台灣山元式學會」。本學會將會提供每年最新的治療方法以及診斷模式，歡迎各位對 YNSA 有興趣的醫療從業人員可以來參加本會舉辦的課程。

學會網址：https://ynsataiwan.tw/

感謝讀者們對於本書的肯定，若有疏漏、錯誤，或是對於本書內容有疑問之處，還請來函指正。並感謝山元敏勝醫師與原正和事務長，還有晨星出版社的支持。也感謝在百忙之中，仍給予我心靈支持的家人們與協助我翻譯的內人，讓本書順利完成。

二版序

山元式新頭針療法（YNSA），於 2020 年 12 月初版發行以來，受到華人文化圈與傳統醫學界不錯的迴響。第一版教科書已經於 2022 年初已全部銷售完畢。為了讓大家能夠更了解最新的 YNSA，筆者進行了二版的修訂。

二版主要修正了一些刺激點的位置、字體、註解，以及採用更貼切的翻譯，力求文字精確與易閱讀性。

除此之外，台灣山元式學會已經取得日本 YNSA 學會（全名：一般社團法人山元式新頭針療法学会）的商標授權，在台灣的中醫師只要加入本會，並經過 18 小時的課程訓練，即可使用「YNSA」、「山元式新頭針療法」這兩個商標，歡迎醫療從業人員參與本會的活動。

感謝晨星出版社的協助，讓二版的教科書能夠順利付梓。

台灣山元式學會理事長 高資承醫師

致謝

從西元 1970 年代開始，YNSA 的傳播活動已經在世界上實行超過 40 年的時間。透過這些活動，我認識了許多人、許多朋友，以及擁有許多的弟子。我想在這邊向所有人表達我的感謝。

感謝長時間擔任德國針灸學會會長暨 ICMART（註：**International Scientific Acupuncture and Meridian Symposium**）會長的 Jochen Gleditsch 博士（慕尼黑・德國），他多次鼓勵我，並給予我在西歐發表 YNSA 的機會。

Hartmut Heine 教授（Anatomy and Morphology Institute Herdecke University，維藤 / 海德克大學解剖與形態學中心，德國）對 YNSA 很有興趣，並以科學化的方法研究 YNSA。

布達佩斯大學（匈牙利）的 Garbriella Hegyi 教授在很早的時候就學習 YNSA，並舉辦許多 YNSA 的課程。她在西元 1980 年間設立自己的針灸醫療設施，並命名為「山元復健研究中心」。在這個設施當中她運用 YNSA 來治療殘障兒童，並取得很大的成功。

感謝石河延貞名譽教授（宮崎大學）持續研究與 YNSA 相關的「新頭針治療的科學化研究」，並在西元 1992 年授予我醫學博士的資格。

Stean Popa 博士與夫人 Sofia 博士（羅馬尼亞）對我第一次在西元 1970 年代前期的國際針灸治療學會（瑞典的斯德哥爾摩舉辦）上發表的 YNSA 非常有興趣，在羅馬尼亞舉辦好幾次 YNSA 課程，也特別著重殘障兒童的治療。

感謝 Margaret Naeser 教授（Dept. of neurology, Boston University Medical School，波士頓大學醫學院神經科，美國）介紹我去美國。

感謝 T.Schunpl 教授（波昂大學，德國）以及已故的 R.Umlauf 教授（Brno

University，捷克）。

西元 1998 年，Dr. Ruy Tanigawa（巴西）在位在聖保羅的巴西政府的建築當中設立了「山元診所」，並致力於普及 YNSA。

我非常感謝所有學習過 YNSA 並在治療上取得成功的同事們，儘管我很想在這裡寫下每個人的名字。

最後，我也要對許多大力協助我的各國病患們、治療對象，以及照片中擁有愉悅笑容的模特兒們致上最深的感謝。

2013 年 7 月 在宮崎縣宮崎市青島

作者　醫學博士　山元敏勝

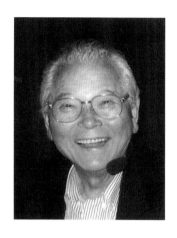

主要經歷

醫療法人愛針會 理事長

波蘭醫科大學國際研究所 名譽會員

日本良導絡自律神經學 常任理事

國際針灸醫學及相關療法學會 （ICMART）前會長

英國醫師針灸治療學會 名譽會員

義大利醫師針灸治療學會 名譽會員

匈牙利醫師針灸治療學會 名譽會員

俄羅斯醫師針灸治療學會 名譽會員

日本代替・相補・傳統醫療聯合會議（現日本統合醫療學會）理事

日本統合醫療學會 評議員

生命科學綜合研究中心 理事

德國醫師針灸學會 講師

義大利國立替代醫療中心 YNSA 治療講座 客座教授

執照 · 資格

1960 年 美國麻醉科專科醫師

1966 年 醫師登錄（190254 號）

1978 年 良導絡認定醫（No.179）（註：日本的認定醫師，相當於台灣的資深住院醫師）

1990 年 東洋醫學專門醫（No.90-2498）（註：即專科醫師）

1992 年 醫學博士

1992 年 日醫健康運動醫

個人簡歷

1956 年 日本醫科大學畢業

1957 年 美國紐澤西州州立醫院 實習醫師

1958 年 美國哥倫比亞大學聖路加醫院（紐約） 麻醉科助手

1960 年 科隆大學（德國） 婦產科助手

1961 年 西德 Marienkrankenhaus 婦產科局長

1962 年 西德 伊達爾 - 奧伯施泰因（Idar-Oberstein）市立醫院麻醉科部部長

1975 年 回國。設立山元診所（宮崎縣日南市）

1991 年 醫學博士（宮崎醫科大學，現宮崎大學醫學部）

1995 年 設立社團法人愛針福祉會

1998 年 設立山元復健科診所（宮崎市）

主要獎項

1962 年 德國醫師針灸學會 巴赫曼獎

1995 年 波蘭學士獎（德國）

1995 年 德國恩斯特先靈獎（Ernst Schering Preis）

1996 年 波蘭學士院 史懷哲醫學獎金獎

2008 年 安塔魯·拉納獎（匈牙利）

譯者　高資承　院長

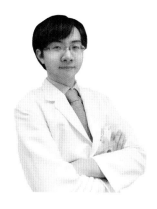

醫心堂中醫診所院長。中國醫藥大學中醫學士、台北醫學大學醫務管理學碩士、日本 YNSA 學會會員、台灣山元式學會理事長。

民國 104 年赴日，直接學習 YNSA 療法，於 107 年加入日本 YNSA 學會 (目前臺灣代表)。

民國 109 年，在台灣創立了台灣山元式學會，亦為日本 YNSA 學會之直屬分會。

由高醫師親自向山元敏勝醫師取經的 YNSA 療法，主要治療急性扭挫傷、足底筋膜炎、中風後遺症、梅尼爾氏症、突發性耳聾、嗅覺異常、急性多發性神經炎等。

第 1 章

中國式頭針療法與
山元式新頭針療法（YNSA）的比較

1.1 中國式頭針療法

中國式頭針療法（註：按照台灣中醫師的習慣，應稱之為「中醫頭皮針」比較適合，但本書為了忠於原著，故採用此稱呼）運用針具在穴道或經絡上施針，屬於傳統針灸的範疇。

中國式頭針療法是在頭皮上對應身體發病部位或功能不足的腦部運動區及感覺區施針。

中國式頭針療法在 1960 年代後期發展，然後再傳到了歐美各國。(圖 2)

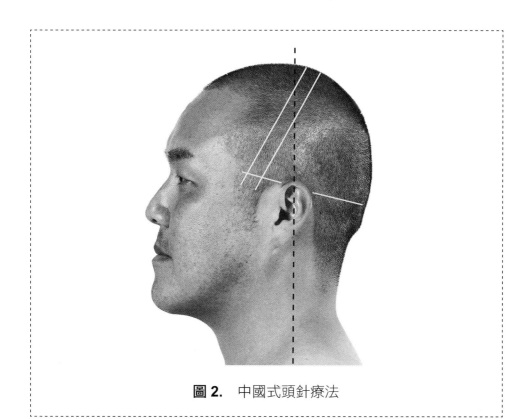

圖 2. 中國式頭針療法

1.2 山元式新頭針療法（YNSA）

　　山元式新頭針療法這種全新的治療概念約於西元 1970 年發展出來，不過首次發表是在西元 1973 年大阪舉辦的第 25 屆日本良導絡學會（Ryodoraku Congress）上。為了與存在已久的中國式頭針療法區分，因此特別在山元式新頭針療法中加入「新」字。

　　YNSA 的位置與中國式頭針療法完全不同。YNSA 的刺激點與身體的各部位相對應，是一個細緻的治療系統，其療效可以媲美早已眾所周知的傳統針灸，也就是在耳、口、鼻、手足等身體部位上施針。

　　YNSA 的基本刺激點區主要位在前額的髮際上。儘管髮際線因人而異，但可以說它沿著原始髮際線存在。（**註：意即基本點不會因為髮際線移動而改變其解剖定位。**）YNSA 的 ε 點（即 Y 點，內臟點）位於顳部。此外，YNSA 在前額的刺激點區屬於陰，在顳後的刺激點區則屬於陽，宛如鏡像相對。（**註：這邊採用中醫理論，即腹側屬陰、背側屬陽；另外，YNSA 的基礎理論大多以鏡像反射為基礎。**）

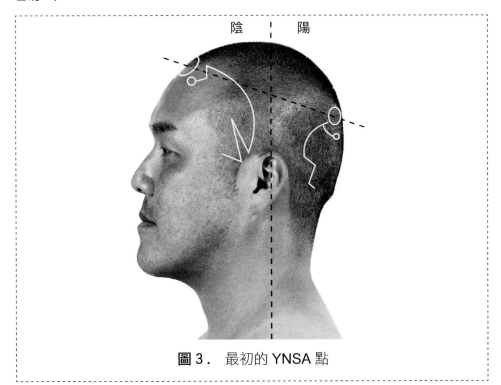

圖 3. 最初的 YNSA 點

第 2 章

山元式新頭針療法（YNSA）
導論

YNSA 大概可以分成四大系統：

(1)基本點
(2)感覺點
(3)腦點
(4)Y 點

　　YNSA 的所有刺激點在頭的前後都有，也就是說，在前額的刺激點屬於陰，顱後的刺激點屬於陽。

　　YNSA 的刺激點都可以分成陰陽兩組。（**註：2015 年開始，山元醫師極少使用陽點。**）

　　刺激點以通過耳廓的線為中心，前方為陰，後方為陽。

　　至於鑑別陰陽的方法，取決於後面會提到的頸部診斷中的腎點。

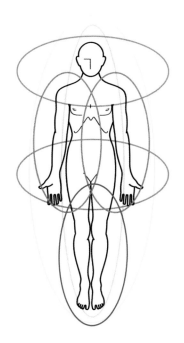

圖 4. 顯示 YNSA 會在體內根據所需相互鏈接

第 **3** 章

YNSA 基本點

YNSA 基本點

YNSA 基本點是最先被發現的，前額部屬陰，顱後屬陽。

（圖 10）
基本點陰點沿著前額的髮際線分布。

（圖 6、7、8）
基本點共有九個。

> A 點 = 頭部、頸椎、肩
>
> B 點 = 頸椎、肩
>
> C 點 = 肩胛、上臂和手指等
>
> D 點 = 從腰部到下肢全體
>
> E 點 = 胸椎或肋骨
>
> F 點 = 髖骨
>
> G 點 = 膝關節
>
> H+I 點 = 這兩點當初是用來增強 D 點的效果，但後來 I 點發展出一個獨立的新刺激點區，可以解決更多治療上的問題，變成更重要的刺激點。
>
> H 點本來是用來治療腰痛；I 點在早期是用來治療從腰部到下肢的神經根症狀。當時，特別是使用 I 點以後，發現可以用來治療許多疾患。這個新發現的刺激點區會在後面跟各位說明。

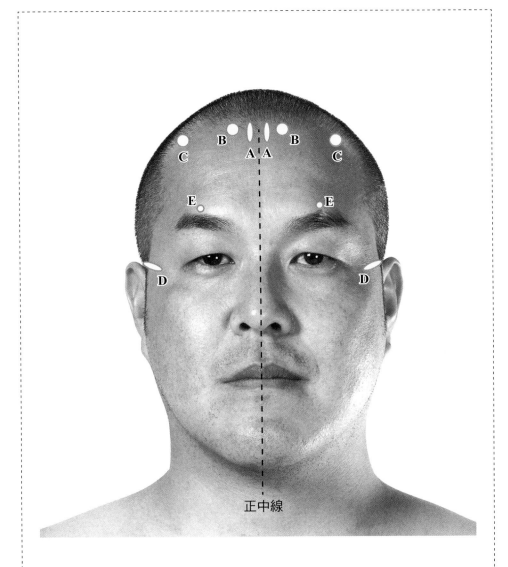

正中線

圖 5. 首先，前額部的髮際線上，以正中線（**註：即矢狀線**）為中心，可
以在中線左右兩側找到刺激點。

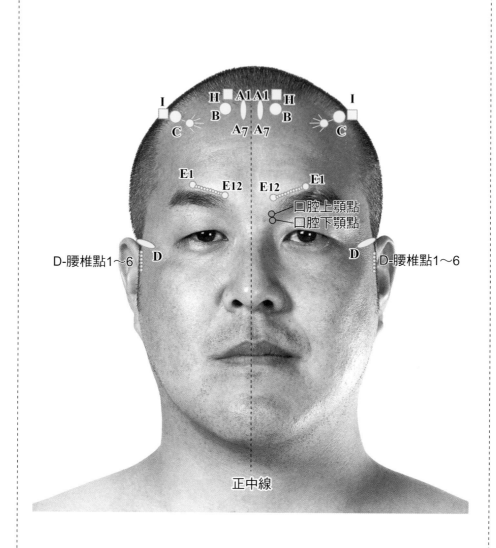

圖 **6.** 以 YNSA 基本點為基礎,我們也在顏面上找到更多對於許多疾患有效的刺激點。

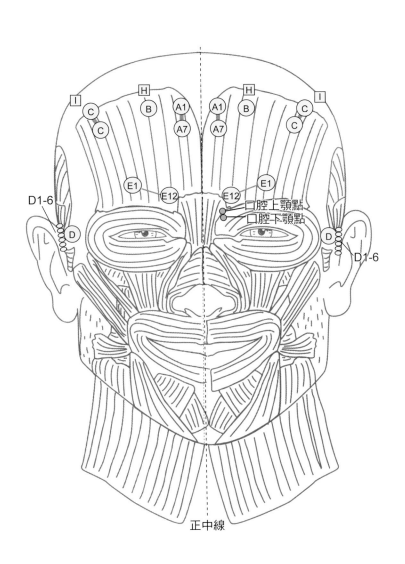

正中線

圖 7. YNSA 基本點在顏面肌肉上之位置圖解

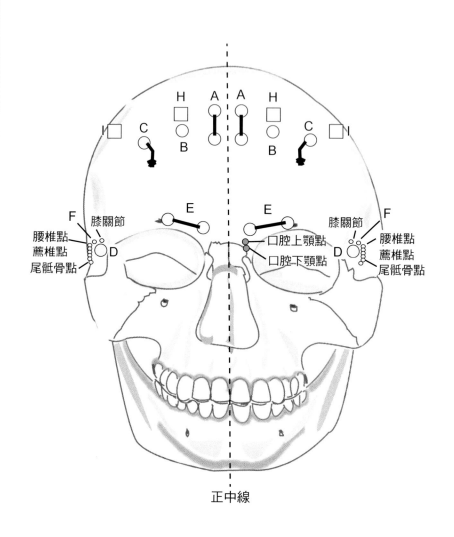

圖 8. YNSA 基本點在顏面骨、顳骨上之位置圖解

圖 **9.** 顱骨與陰陽基本點之
位置圖解

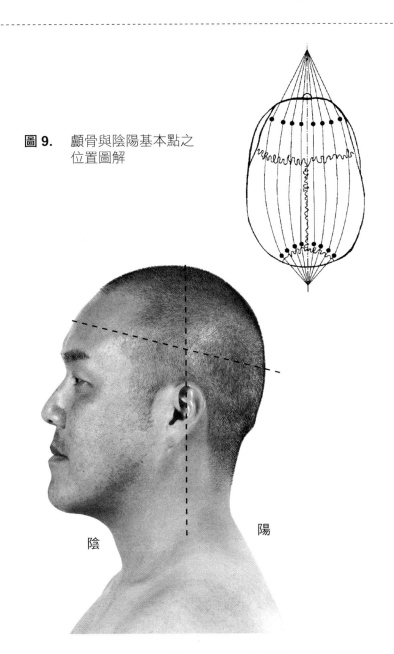

陰　　　　　　　陽

圖 **10.** 以耳廓最高點為界，前額部屬陰，顱後屬陽。

YNSA 基本 A 點（圖 11）

橫軸：A 點距離人體正中線 1 公分，左右對稱，可以分成 A1 到 A7 共七個點。

縱軸：A1＝頸椎第一塊骨頭（C1），位在髮際線上約 1 公分處，從 A1 往下數到 A7，可以對應到頸椎骨 C1 到 C7。C1 ～ C7 的全長大約 2 公分。

（註 1: 原文並無橫軸縱軸的分類方法，但為了方便台灣讀者學習，譯者自行定位以提供
　　　 參考。）

（註 2:YNSA 採用的是絕對長度，並非傳統中醫學的同身寸法，千萬不要把 A 點記成正
　　　 中線左右旁開 1 寸。）

（註 3: 本章節提到的刺激點均為陰點。）

　　適應症：
　　　　（1）　外傷、扭挫傷、手術後止痛
　　　　（2）　頭痛、偏頭痛
　　　　（3）　頸椎病（cervical spondylosis）
　　　　（4）　頸部扭挫傷
　　　　（5）　頭暈
　　　　（6）　肩胛疼痛
　　　　（7）　腦部損傷引起的許多症狀
　　　　（8）　顏面神經麻痺

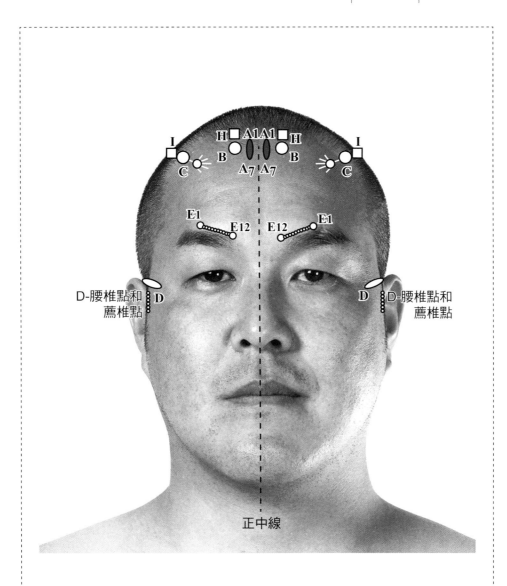

正中線

圖 **11.** YNSA 基本 A 點。A1 ～ A7 對應到頸椎的 C1 ～ C7

YNSA 基本 B 點（圖 12）

B 點在 A 點的外側約 1 公分處。

適應症：

頸部、顳後、肩部緊繃疼痛時可以使用此刺激點

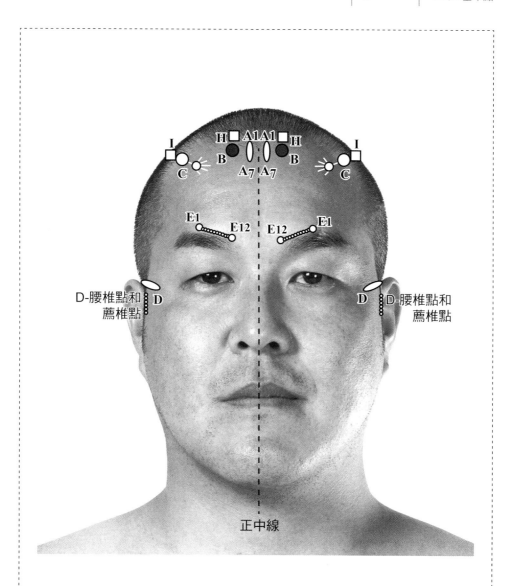

圖 **12.**　YNSA 基本 B 點

YNSA 基本 C 點（圖 13）

橫軸：C 點在 B 點兩側 2.5 公分（註：**額角比較準確，C 點會與中醫的頭維穴重疊**）。
縱軸：從髮際線往頭髮內數 1 公分，從頭髮內到顏面可以分成肩關節→上臂→手肘→前臂→手腕→五根手指。

（**註 1：C 點軸線與水平線呈 45 度。**）

　　適應症：

　　　　上臂疼痛、麻痺、癱瘓等所有手臂疾患。

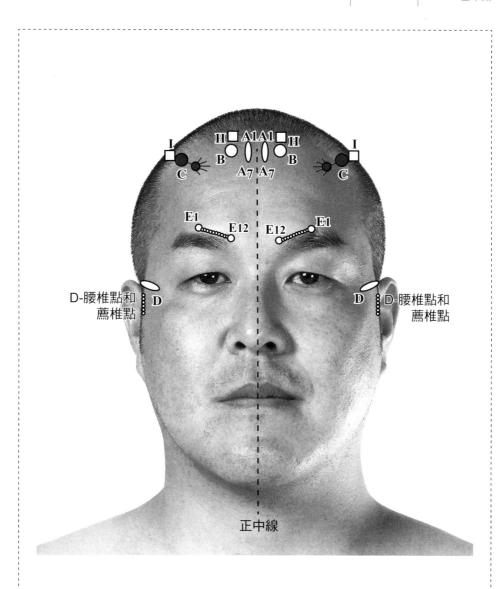

圖 **13.** YNSA 基本 C 點

YNSA 基本 D 點（圖 14、16）

D 點在顳側耳前肌上，D1 ～ D6 位於 D 點下方，對應到腰椎 L1 ～ L5 ～ S1。

（註：D 點位置如下

橫軸：顳側耳前肌上，從耳朵與皮膚連接處往顏面側數約 2 公分寬。

縱軸：顴骨弓上緣往上數 1 公分。

D1-D6〔陰〕：

橫軸：耳朵與皮膚連接處。

縱軸：耳殼與皮膚連接處為起點，終點為顴骨弓上緣。

D1 ～ D6 點從上往下數

註 2：

D 點適應症：可用於治療腰痛、下肢疼痛、椎間盤疾患)

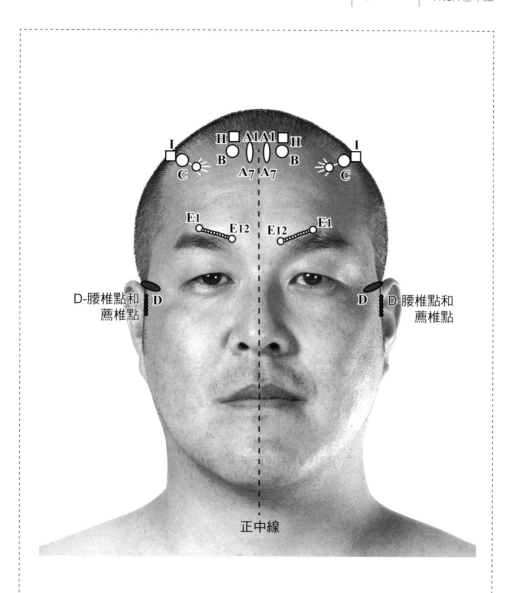

圖 14. YNSA 基本 D 點

YNSA 基本 E 點（圖 15）

橫軸：E 點位於眉毛中點。

縱軸：從眉毛中點往上數 1 公分，以 45 度角（註：與水平面的夾角）的斜線往鼻根延伸到眉頭。這條線上有 E1 ～ E12 共 12 個刺激點，對應到 T1 ～ T12 胸椎。

適應症：

對於肋間神經痛、肋骨骨折、胸部挫傷、急慢性支氣管炎、氣喘、狹心症，以及從頸部到橫膈膜引起的疾患有治療效果。

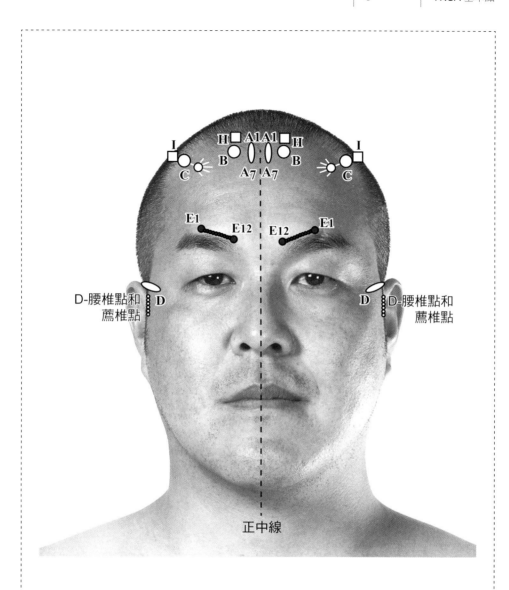

圖 **15**.   YNSA 基本 E 點

YNSA 基本 F 點（圖 16）

F 點（陰）：耳後乳突的最高點。

多年以來我一直以為 F 點只有對應到腰部與髖骨的陽點，後來我在陰領域
（顏面側）也找到與 F 點有相同功能的 D 點。如果要治療坐骨神經疾患的
話，在乳突最高點上尋找壓痛硬結點是很重要的。

（註：乳突最高點為 F 點 (陽)，F 點 (陰) 位在介於 D2-D3(陰) 的前方、顴骨弓上方。）

適應症：

膝關節痛、坐骨神經痛。

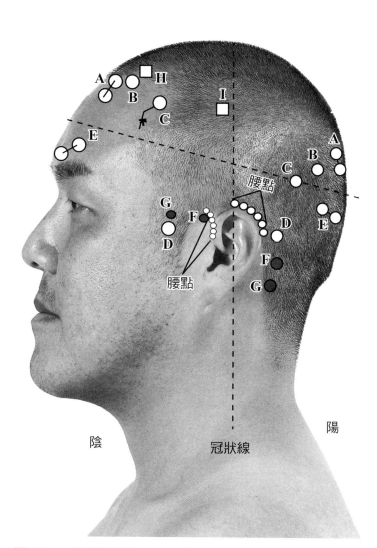

陰

陽

冠狀線

圖 **16.**　頭部顳側的 YNSA 基本點。
在下針的時候一定要用觸診來尋找壓痛硬結點。

YNSA 的基本 H 點與 I 點是特別的刺激點（圖 17）

在臨床上常會見到，對腰痛病患在 D 點上施針以後，治療效果不顯著的情形。這時候在 H 點上施針，可以讓治療效果更好。

但 H 點是適用於治療腰部本身的疼痛。諸如腰椎神經根病變所造成的下肢疼痛、麻痺等症狀，I 點的效果會比 H 點來的好。

（註：H 點從 B 點往髮內數 1 公分，I 點有發展出新的刺激區，詳如後述。）

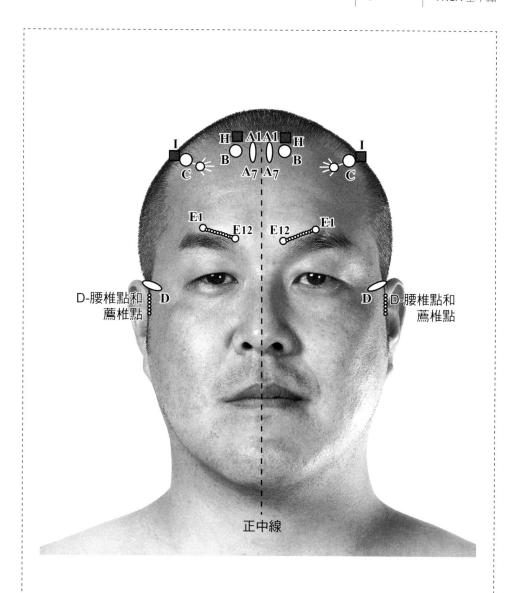

圖 **17.** YNSA 的基本 H 點與 I 點

第 **4** 章

YNSA 感覺區

YNSA 感覺區（圖 18、19、20）

YNSA 感覺區有四種類型：

（1）眼
（2）鼻
（3）口
（4）耳

（1）眼：眼點位於兩側的基本 A 點下方約 1 公分（註：**A7 下 1 公分**）。
　　　適應症：
　　　　　所有視力障礙、白內障等。

（2）鼻：眼點下方約 1 公分。
　　　適應症：
　　　　　鼻塞、流鼻涕、嗅覺障礙、過敏性鼻炎等鼻腔疾患。

（3）口：鼻點下方約 1 公分。
　　　適應症：
　　　　　單純皰疹病毒（HSV）引起的症狀、牙齒疼痛、舌部疼痛、語言障礙、味覺障礙。

（4）耳：從 C 點向鼻根方向斜下 1.5 公分。
　　　（註：即 C 點與鼻根連線，從 C 點最末端開始往斜下方 **1.5 公分數**，就是耳點。）
　　　適應症：
　　　　　耳部疼痛、聽力減退、耳鳴、耳朵悶塞感。
　　　（註：台灣方面發現對突發性耳聾有不錯的療效。）

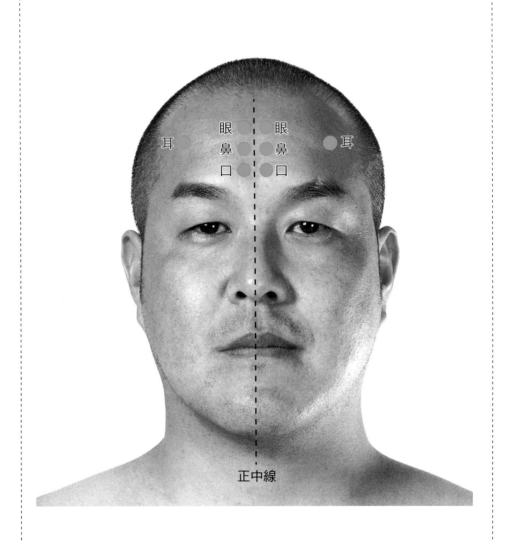

眼　　眼

耳　鼻　　鼻　　耳

口　　口

正中線

圖 18. YNSA 感覺點中的眼點、鼻點、口點、耳點

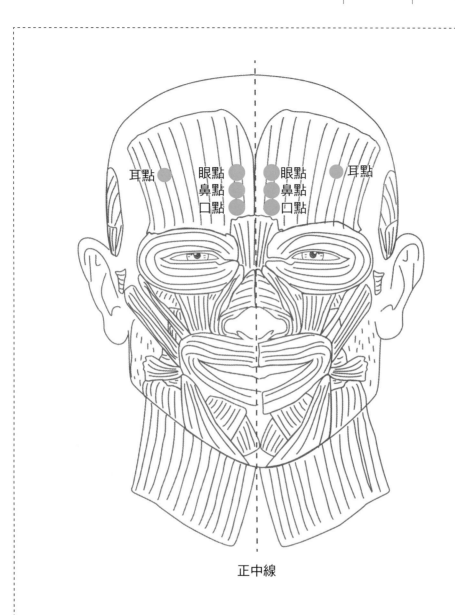

耳點　眼點　眼點　耳點
鼻點　鼻點
口點　口點

正中線

圖 19. YNSA 感覺點在顏面肌肉上之位置圖解

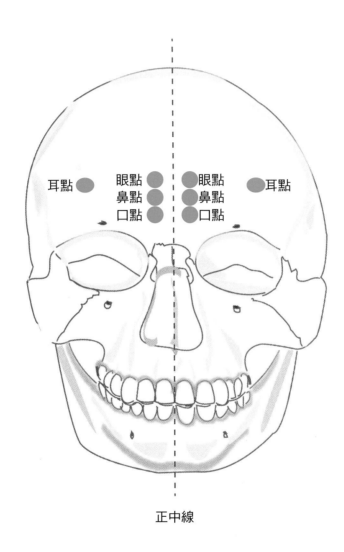

耳點 ⬤　眼點 ⬤　⬤ 眼點　⬤ 耳點
　　　　鼻點 ⬤　⬤ 鼻點
　　　　口點 ⬤　⬤ 口點

正中線

圖 20. YNSA 感覺點在額骨上之位置圖解

耳鳴的治療點

雖然耳鳴很難治療，但使用這邊的刺激點治療耳鳴的話，大約有60% ～ 70% 的病患症狀會緩解。（圖 21、22、23）

將耳點的陰陽感覺點連起來，可以形成一個半圓形曲線；以耳廓為中心，通過額骨與枕骨上的這條曲線上可以找到壓痛點。

在這些點上施針後，大多數的病患會告訴我，他們的視力越來越清晰，也不再模糊。

接著根據頸部診斷後，再合併使用第八對腦神經點，也就是聽神經點治療。

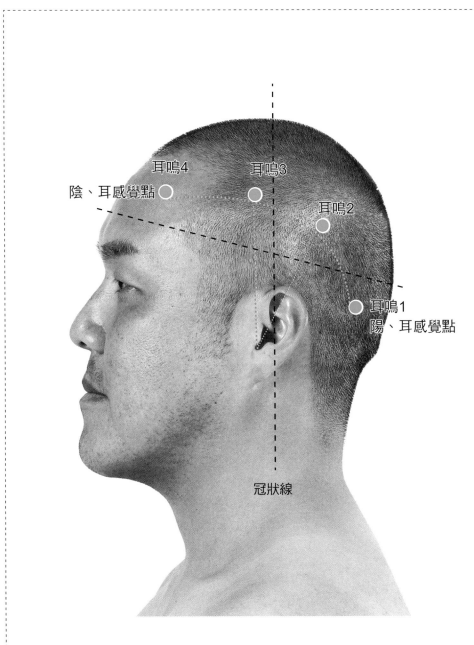

耳鳴4

耳鳴3

陰、耳感覺點

耳鳴2

耳鳴1
陽、耳感覺點

冠狀線

圖 **21.** YNSA 的耳鳴治療點

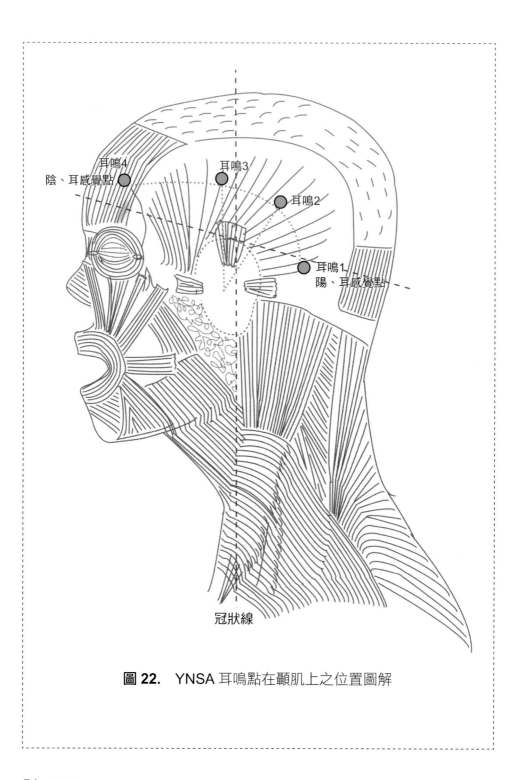

圖 22. YNSA 耳鳴點在顳肌上之位置圖解

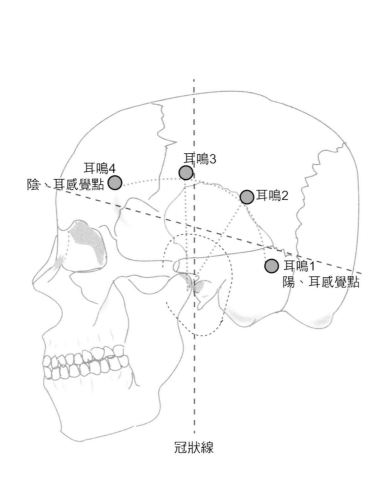

圖 23. YNSA 耳鳴點在顱骨上之位置圖解

第 5 章

YNSA 腦點與腦神經點

YNSA 腦點與腦神經點

　　腦點與 YNSA 基本 A 點相關，位在前額上，約 3 公分大的範圍內。腦點的中心是腦幹點，兩側額前髮際線上面是大腦，後面則是小腦。

　　在運用腦點治療病患時，需要熟悉腦部的功能與解剖學。在診斷腦點的時候，可以運用頸部診斷或者腹部診斷，特別是胸骨劍突上的腦幹點診斷。

　　運用診斷方法，可以在頭皮上的各個腦部刺激點當中，找到壓痛硬結點。頸部診斷的方法會在後面詳細介紹。

十二對腦神經點找法：
橫軸：正中線旁開 1 公分。
縱軸：從前髮際（基本 A 點）開始往顱後算 6 公分。（圖 26、27）

　　平成 17 年（2005 年），我發現了十二對腦神經與經絡之間的關係。那時候我看到蜘蛛結的網以後，突然想到了中醫學的十二經絡。我認真研究以後，發現十二經絡會對應到 12 個刺激點，透過 YNSA 的頸部診斷，能針對每個病例提供幾乎百分之百適合的治療，即朝著「精準醫學」（Personalized Medicine）邁出了一步。

　　或許是最近社會越來越複雜，我常常遇到腦點上有陽性反應的病患。即使我幫他們照了頭部 MRI（核磁共振），但影像上沒有任何異常。為什麼壓痛硬結點不會消失呢？在很多情況下，似乎因為某些原因，導致身體的疼痛被輸入到腦點，使之產生陽性反應。這時候只要根據頸部診斷找到與產生陽性反應的腦點相關的區域（**註：即頸部上對應頭皮腦點的區域**）並下針，就可以解決很多問題。

　　從這個角度來說，完全理解與熟悉 YNSA 頸部診斷是非常重要的。但有些歐美的醫師似乎很難理解頸部診斷。

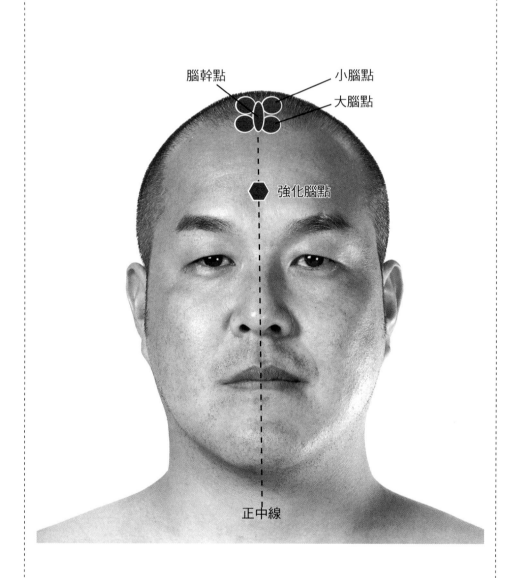

圖 24. YNSA 的腦點。大腦、小腦、腦幹之位置圖解

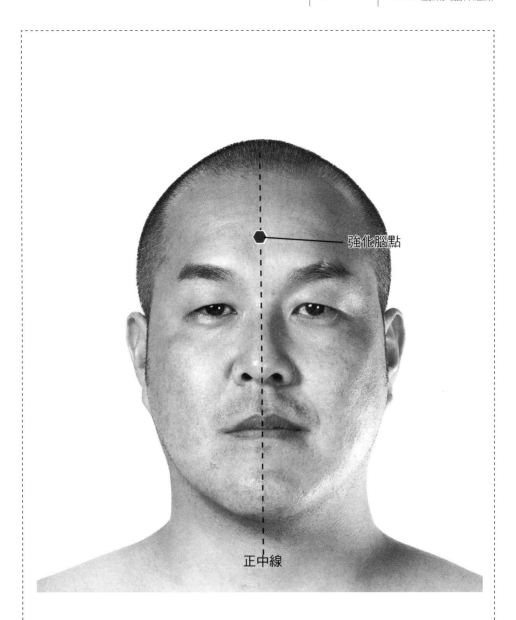

強化腦點

正中線

圖 25. 其他腦點之位置圖解

YNSA 腦點、腦神經點的適應症

(1)　所有運動神經障礙

中樞與周邊神經引起的疾患
例如：半身不遂、多發性硬化症、帕金森氏症、癲癇、腦性麻痺、失眠、偏頭痛、耳鳴、阿茲海默症等。

（圖 26、27）

　　（1）　嗅神經—腎
　　（2）　視神經—膀胱
　　（3）　動眼神經—心包
　　（4）　滑車神經—心
　　（5）　三叉神經—胃
　　（6）　外旋神經—三焦
　　（7）　顏面神經—小腸
　　（8）　前庭耳蝸神經—脾
　　（9）　舌咽神經—肺
　　（10）　迷走神經—肝
　　（11）　副神經—膽囊
　　（12）　舌下神經—大腸

　　在這些治療中，首先要進行 YNSA 頸部診斷，找出與十二經絡相關的壓痛硬結點（陽性反應），接著在硬結點或是 Y 點上施針，確定施針後，頸部壓痛硬結點消失，才可以繼續往下治療。

　　例如：YNSA 頸部診斷發現肝區域上有壓痛硬結（陽性反應），在顳部 Y 點中的肝點上或是頸部上的肝區域上施針，壓痛硬結點就會消失。或者是你也可以在十二神經點的迷走神經點上施針，也會有同樣的效果。

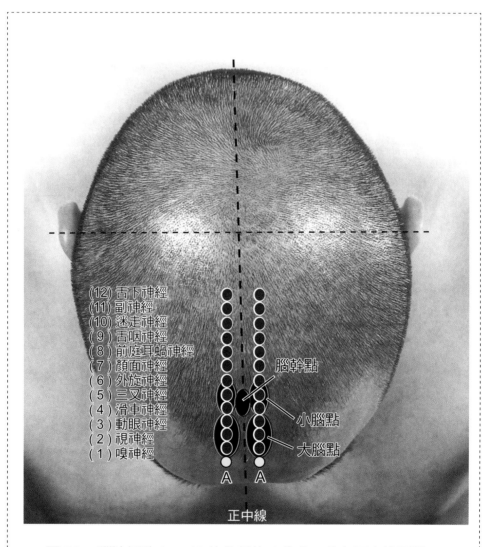

（12）舌下神經
（11）副神經
（10）迷走神經
（9）舌咽神經
（8）前庭耳蝸神經
（7）顏面神經
（6）外旋神經
（5）三叉神經
（4）滑車神經
（3）動眼神經
（2）視神經
（1）嗅神經

腦幹點

小腦點

大腦點

A   A

正中線

圖 26. 腦神經點 1 ～ 12 的全長約 6 公分，位在正中線兩側。

（1）	嗅神經	（7）	顏面神經
（2）	視神經	（8）	前庭耳蝸神經
（3）	動眼神經	（9）	舌咽神經
（4）	滑車神經	（10）	迷走神經
（5）	三叉神經	（11）	副神經
（6）	外旋神經	（12）	舌下神經

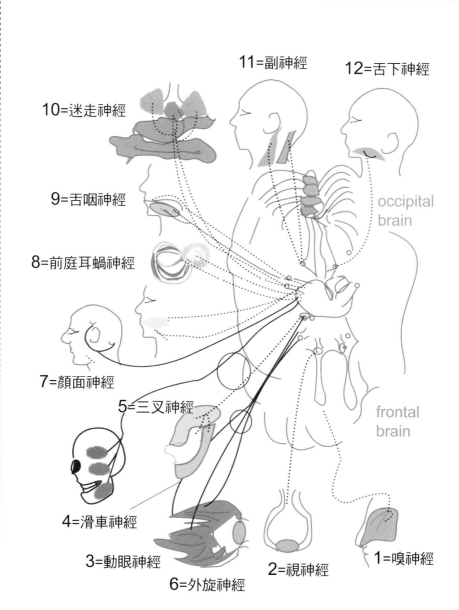

11=副神經

12=舌下神經

10=迷走神經

9=舌咽神經

8=前庭耳蝸神經

7=顏面神經

5=三叉神經

4=滑車神經

3=動眼神經

6=外旋神經

2=視神經

1=嗅神經

occipital brain

frontal brain

圖 27.　各腦神經與各經絡的關係

（註：本圖即為 63 頁的對應圖，嗅神經對應到腎，視神經對應到膀胱，以此類推。但根據個人見解，十二神經點對應到中醫的十二經絡循行會比中醫臟象學來的精準，詳情請看 Y 點）

圖 28.

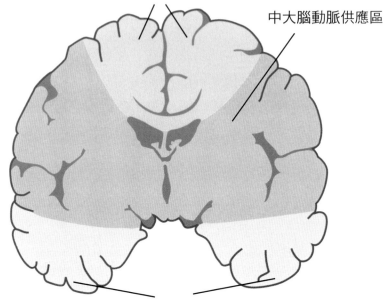

前大腦動脈供應區

中大腦動脈供應區

後大腦動脈供應區

圖 29.

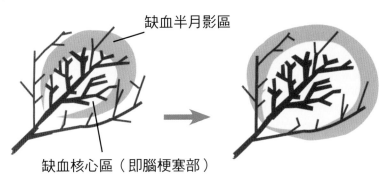

缺血半月影區

缺血核心區（即腦梗塞部）

圖 30.

缺血性腦中風　　　　　　　　　　　出血性腦中風

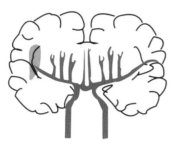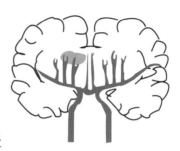

3 小時後

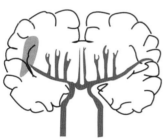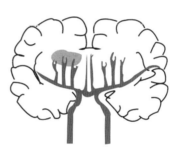

6 小時後

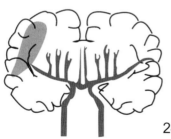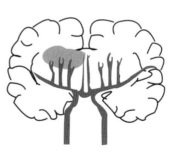

24 小時後

圖 28、29、30. 引用自日本醫師會雜誌

（註：即出血性與缺血性中風後 24 小時內腦部變化圖）

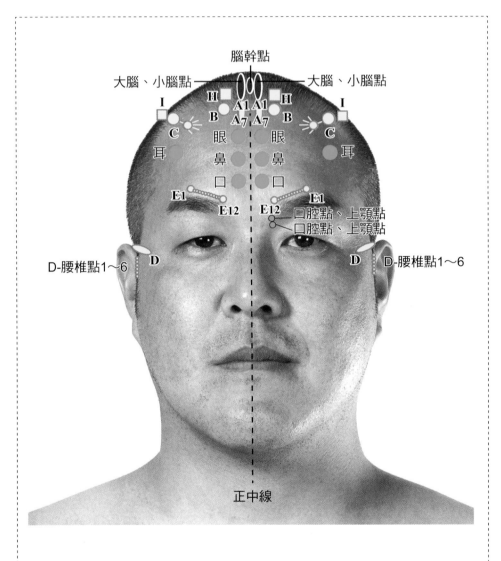

腦幹點

大腦、小腦點 —— 大腦、小腦點

I
H A1 A1 H
I
B A7 A7 B
C 眼 眼 C
耳 鼻 鼻 耳
口 口
E1 E1
E12 E12 口腔點、上顎點
口腔點、上顎點

D-腰椎點1～6 D D D-腰椎點1～6

正中線

圖 31. YNSA 各點

（1）YNSA 基本點　　（2）YNSA 感覺點
（3）YNSA 腦點　　　（4）YNSA 口腔點
（註：搭配頸部診斷使用，
後面會再提到。）

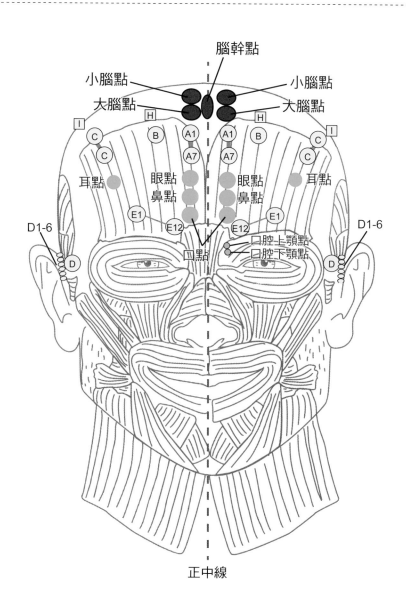

圖 **32.**　YNSA 各點在額前肌肉之位置圖解
（1）YNSA 基本點　　（2）YNSA 感覺點
（3）YNSA 腦點　　　（4）YNSA 口腔點

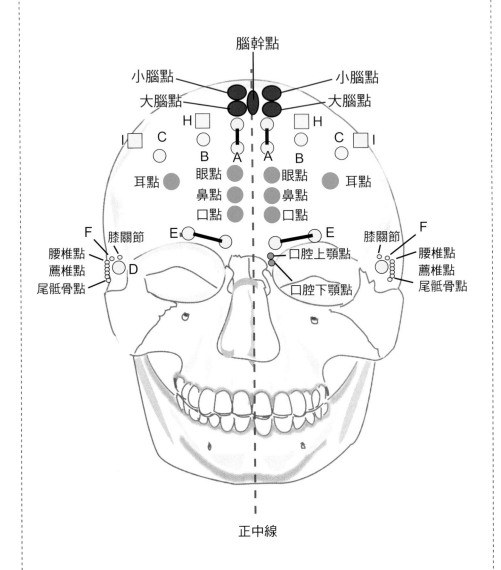

圖 33.　YNSA 各點在顱骨與顏面骨之位置圖解

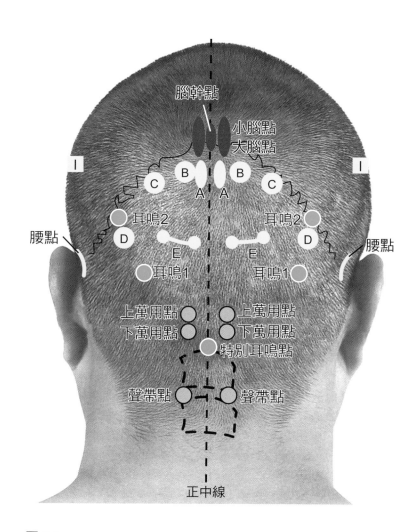

圖 34.

  （1）YNSA 基本點

  （2）YNSA 感覺點

  （3）YNSA 腦點

  （4）YNSA 萬用點（Master Key）與耳鳴的治療點

（註：本圖為陽點，山元醫師現已極少使用，但排列位置大約與額前的陰點相同。陰點以髮際線為基準，陽點則以人字縫（**Lambdoid Suture**）為基準。）

第6章

YNSA　Y點

YNSA Y 點

　　Y 點總共有 12 個，代表著中醫學當中所提到的臟腑，而代表這些臟腑的刺激點位在顳側，可以分成耳廓前方，也就是靠近顏面側的陰點；以及耳廓後方，也就是靠近顳後側的陽點。陽點大概在陰點下方約 15 度（**註：陰陽軸線與水平線約 15 度夾角，詳細請看圖 35**）。

（1）　腎點
（2）　膀胱點
（3）　心包點
（4）　心點
（5）　胃點
（6）　三焦點
（7）　小腸點
（8）　脾胰點
（9）　肺點
（10）　肝點
（11）　膽囊點
（12）　大腸點

（註：中醫學的臟腑當中並無胰臟，但這裡山元醫師之所以這樣寫，個人解讀是因為脾在中醫主消化功能，部分符合胰臟的功能，但西醫的 **spleen** 屬於淋巴器官，因此以此方法註記。）

YNSA Y 點的適應症

我認為 YNSA 可以治療所有的器質性以及功能性疾患。

YNSA 的一個特點就是可以運用腹部或頸部診斷，來診察身體的功能是否異常。根據頸部診斷可以判斷病患目前的身體狀況，在東洋醫學當中是屬於陰或陽。透過進行這個診斷並治療以後，身體會自動修復。

例如：

    (a) 消化器官的功能障礙、腹瀉、便祕、胃潰瘍等

    (b) 胸悶、呼吸困難、過度換氣症候群、氣喘、支氣管炎、狹心症、心律不整

    (c) 腎功能障礙、腎結石、頻尿等

    (d) 肝炎、胰臟炎、糖尿病、膽結石

    (e) 偏頭痛、頭痛、三叉神經痛、顏面神經麻痺

    (f) 腦部損傷、半身不遂、語言障礙、腦性麻痺、多發性硬化症

    (g) 腦部功能障礙、中樞或末梢神經損傷引起的症狀等

    (h) 其他運動功能障礙等

以上這些症狀的起因（導致這些疾患發生的某些原因），我都只用 YNSA 來進行頸部診斷。不需要精密儀器或高額的醫療費用，我們也可以簡單、準確地診斷。希望藉由這個診斷方法，改變各位的既有診療觀念。

YNSA-Y 點的刺激點區可以分成四個區域（圖 35）

    (A) 為強陰點

    (B) 為弱陰點

    (C) 為強陽點

    (D) 為弱陽點

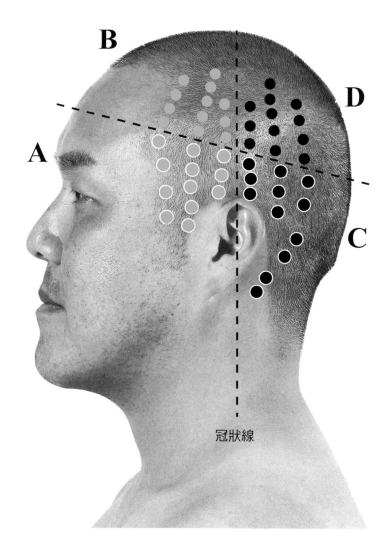

冠狀線

圖 35. YNSA-Y 點的刺激點區可以分成四個區域

要怎麼決定使用陰點或陽點呢？

在運用 YNSA 頸部診斷的時候，可以診察各個區域，也就是在頸部上的十二經絡點，以及腰椎、胸椎、頸椎、腦點共 16 點。

這些點中的腎點位在胸鎖乳突肌的三角窩上（註：即鎖骨上小窩，**Supraclavicular fossa**），藉由按壓這個點，病患會有壓痛感。同時與其他區域相比，醫師也可以在這裡摸到硬結點。

（1）若壓痛感強烈，醫師也可以摸到硬結點的話，則在陽點下針。
（2）若壓痛感沒那麼強烈，且醫師摸不到硬結點的話，則在陰點下針。

若壓痛硬結的程度介在（1）、（2）中間的話，就可以使用弱陽或弱陰來治療。
（註：山元醫師現已極少使用弱陰、弱陽。）

Y 點與失語症點之位置圖解

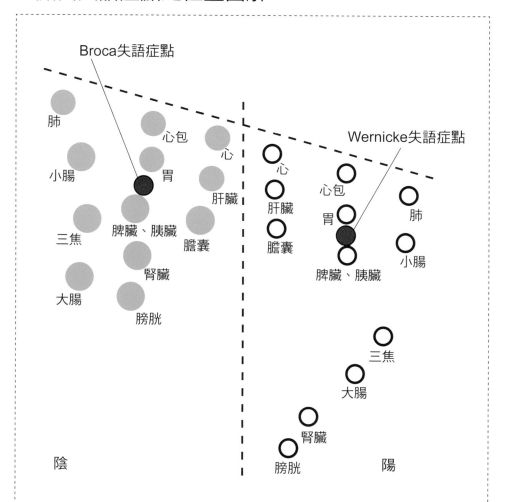

圖 36. 在陰陽 Y 點區域當中，Broca 失語症點位在陰點區域中，胃與
脾臟、胰臟點的中間；Wernicke 失語症點則位在陽點區域中，
胃與脾臟、胰臟點的中間。

第 7 章

YNSA 腹部診斷點與頸部診斷點

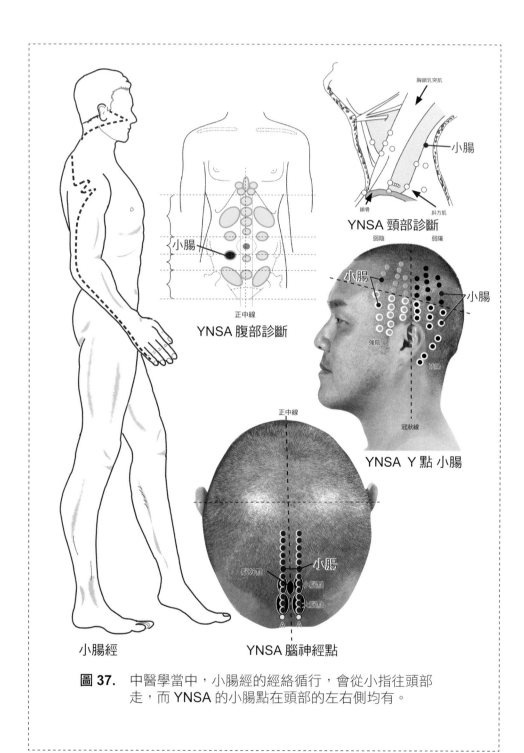

小腸

YNSA 頸部診斷

小腸

小腸

YNSA 腹部診斷

正中線

YNSA Y 點 小腸

冠狀線

小腸經

YNSA 腦神經點

圖 37. 中醫學當中，小腸經的經絡循行，會從小指往頭部
走，而 YNSA 的小腸點在頭部的左右側均有。

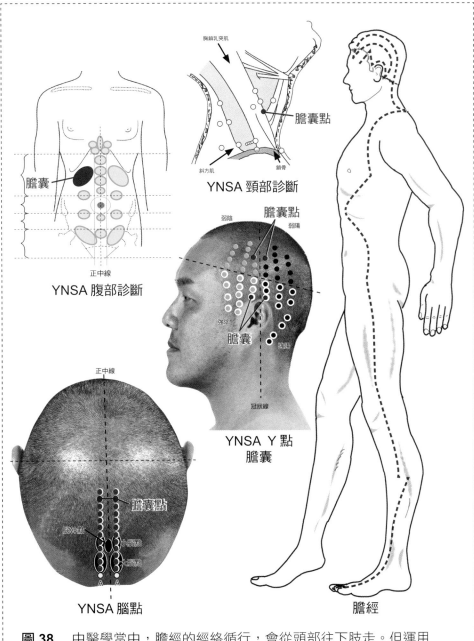

YNSA 腹部診斷

膽囊

正中線

YNSA 頸部診斷

胸鎖乳突肌

膽囊點

斜方肌

鎖骨

膽囊點

弱陰

弱陽

膽囊

強陰

YNSA Y 點
膽囊

正中線

冠狀線

膽經

膽囊點

腦幹點

小腦點

大腦點

YNSA 腦點

圖 38. 中醫學當中，膽經的經絡循行，會從頭部往下肢走。但運用
YNSA 的頸部或腹部診斷並治療的話，只要在頭部的 Y 點上施
針就可以了，方法比較簡單。（註：山元醫師認為，與其在足少陽膽
經上尋找穴位下針，不如直接對 Y 點中的膽囊點下針比較方便。）

YNSA 腹部診斷點

在 YNSA 早期，我想說會不會有刺激點區在肚臍周圍，所以曾試著在肚臍周圍下針並檢查有無反應，但後來我就沒有繼續研究下去。

之後我發現了 Y 點，而我想知道是根據什麼基準來判斷在哪個 Y 點上施針，結果就發現了腹部壓痛點與 Y 點的關聯性。

根據腹部診斷可以診斷全身的狀態，並在其適當的對應點上施針。

（註：自從山元醫師發現 YNSA 頸部診斷後，腹部診斷即未再使用。）

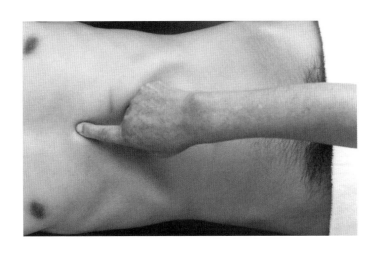

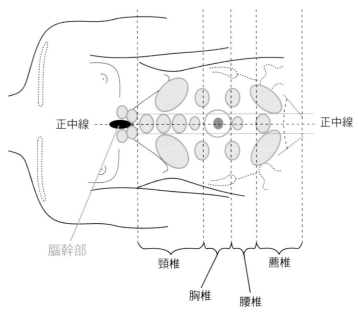

正中線 ---

正中線

腦幹部

頸椎

薦椎

胸椎

腰椎

圖 39. 腦幹的診斷點位在胸骨劍突上

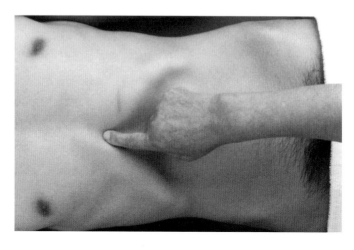

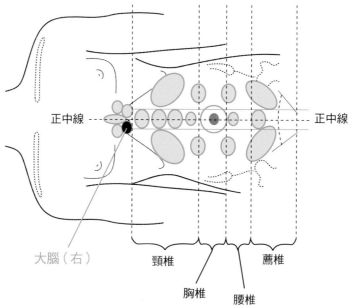

正中線

正中線

大腦（右）

頸椎

蘆椎

胸椎

腰椎

圖 40. 大腦（右）的診斷點位在劍突與右側第七肋骨中點的交界處
（註：即第七肋骨上下寬度的中點，非長度中點。）

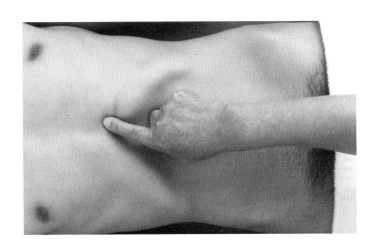

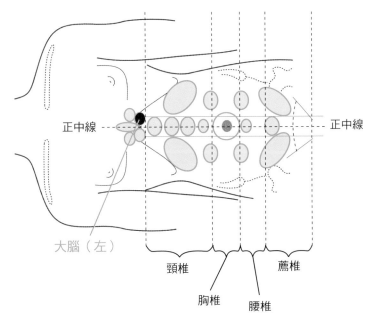

正中線

正中線

大腦（左）

頸椎　　　　　薦椎

胸椎　　　腰椎

圖 41. 大腦（左）的診斷點位在劍突與左側第七肋骨的交界處

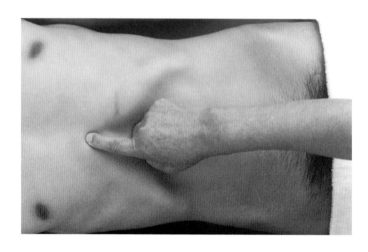

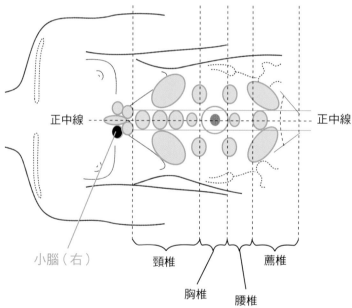

正中線

正中線

小腦（右）

頸椎

薦椎

胸椎

腰椎

圖 42. 小腦（右）的診斷點位在劍突與右側第七肋骨上端的交界處
（註：靠近第六肋。）

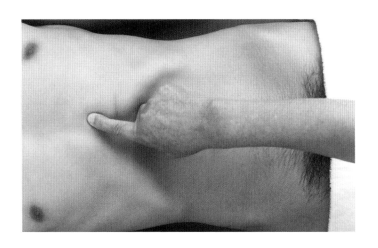

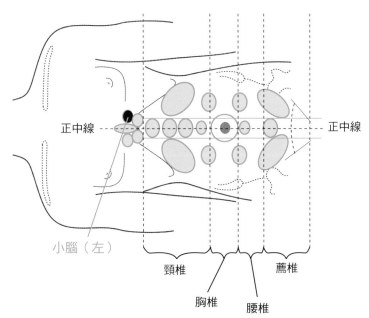

正中線

正中線

小腦（左）

頸椎

胸椎

腰椎

薦椎

圖 43. 小腦（左）的診斷點位在劍突與左側第七肋骨上端的交界處

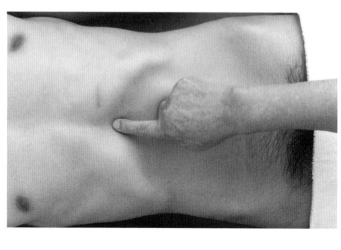

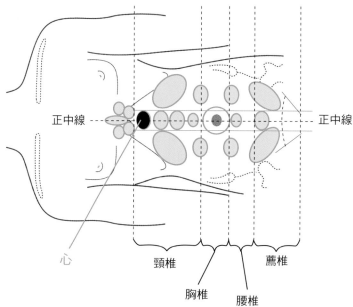

正中線

正中線

心

頸椎

胸椎

腰椎

薦椎

圖 44. 心的診斷點位在劍突下方與正中線交界處

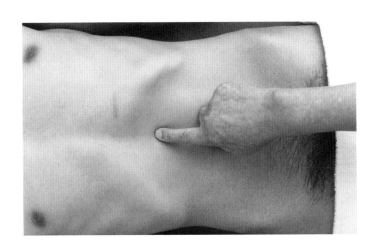

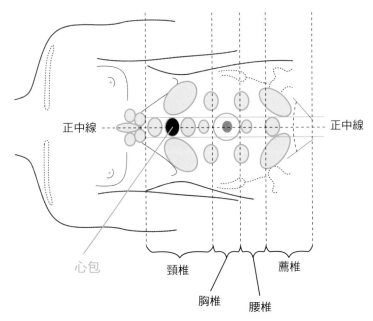

正中線

正中線

心包

頸椎

胸椎

腰椎

薦椎

圖 **45.** 心包的診斷點位在心診斷點下方約 1 ～ 2 公分

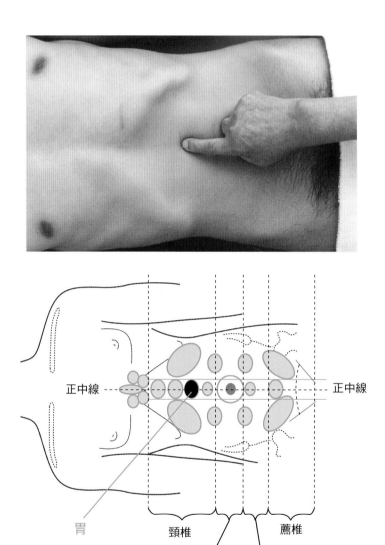

圖 **46.** 胃的診斷點位在劍突下方約 6 公分的正中線上

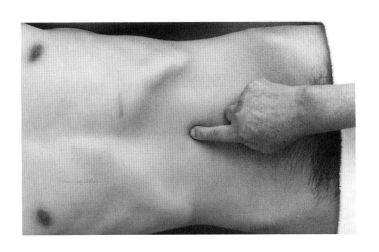

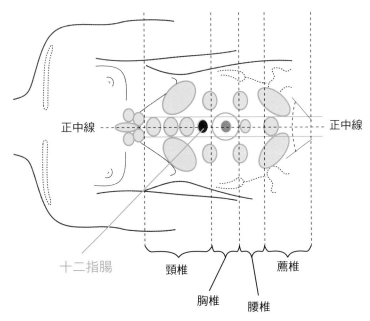

圖 47. 十二指腸的診斷點位在胃診斷點下方 1 ～ 2 公分的正中線上

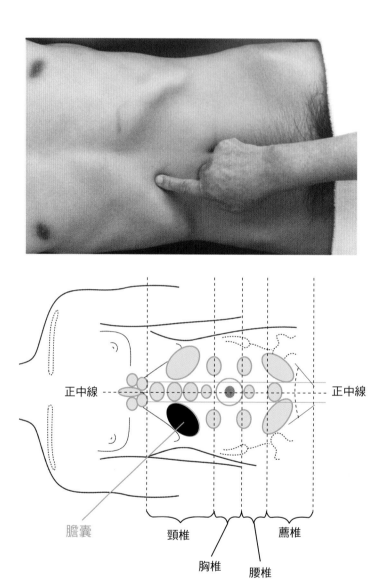

正中線

正中線

膽囊

頸椎

胸椎

腰椎

薦椎

圖 48. 膽囊的診斷點位在右季肋下方（註：即肋弓下緣。）

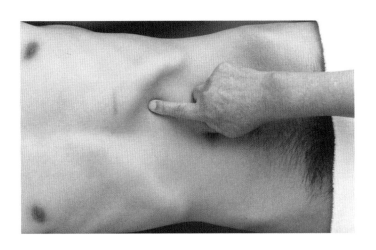

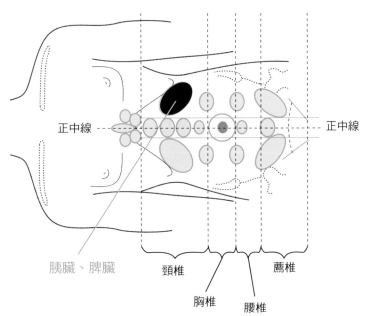

胰臟、脾臟　　　頸椎　　　薦椎

胸椎　　　腰椎

正中線　　　　　　　　　　　　　正中線

圖 49.　胰臟、脾臟的診斷點位在左季肋下方

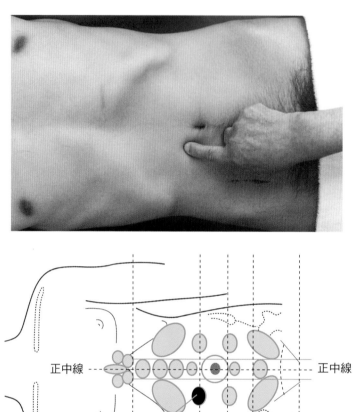

正中線

正中線

肺

頸椎

薦椎

胸椎

腰椎

圖 50. 肺的診斷點介於右季肋與肚臍間 45 度斜線的下 1/3 處

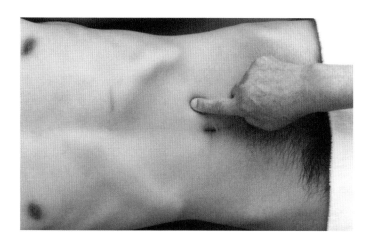

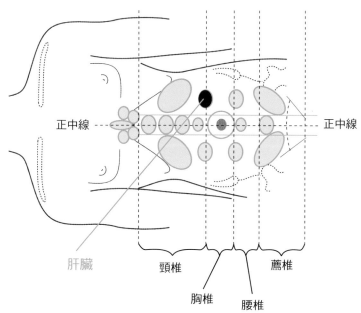

正中線 — — — — — — — — 正中線

肝臟

頸椎　　　　薦椎

胸椎　　腰椎

圖 51. 肝的診斷點在左側，與肺的診斷點左右對稱
　　　　（註：肝的診斷點介於左季肋與肚臍間 **45** 度斜線的下 **1/3** 處。）

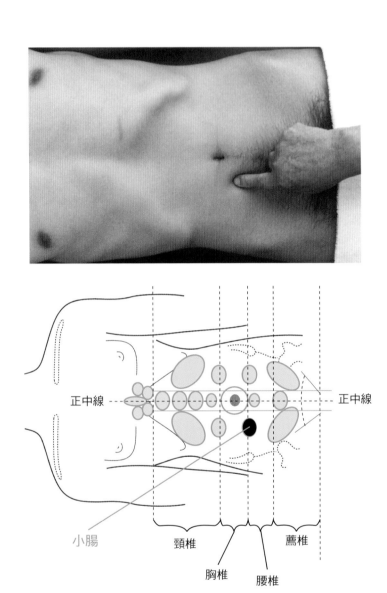

圖 **52.** 小腸的診斷點介於肚臍與右髂前上棘間 45 度斜線的上 1/3 處

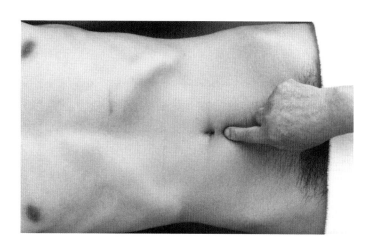

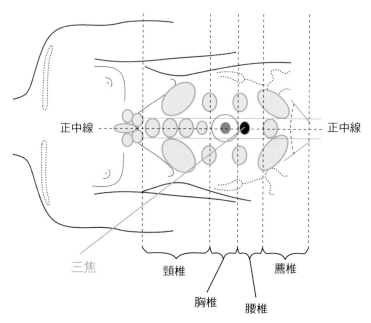

圖 53. 三焦經的診斷點位在正中線上，在肚臍下方約 1 ～ 2 公分
（註：三焦並無實質器官對應，故對應到中醫的手少陽三焦經。）

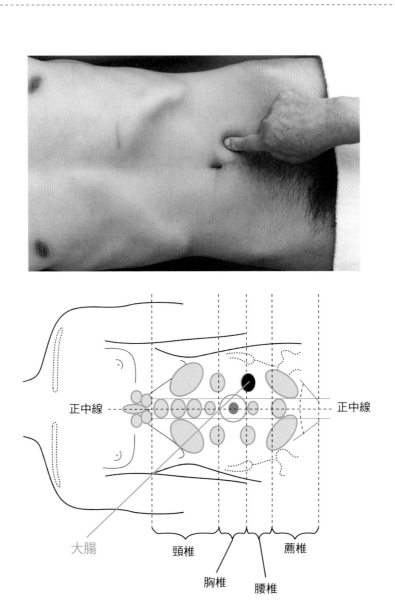

正中線

正中線

大腸

頸椎

胸椎

腰椎

薦椎

圖 54. 大腸的診斷點介於肚臍與左髂前上棘間 45 度斜線的上 1/3 處

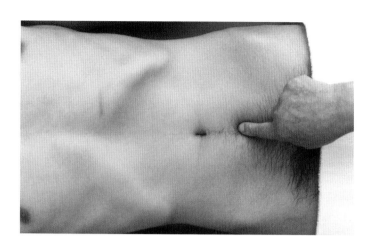

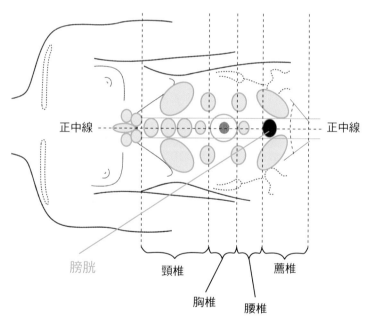

正中線

正中線

膀胱

頸椎

薦椎

胸椎

腰椎

圖 55. 膀胱的診斷點位在正中線與兩側腎臟診斷點連線的交點上
（註：約恥骨聯合上 2〜3 公分。）

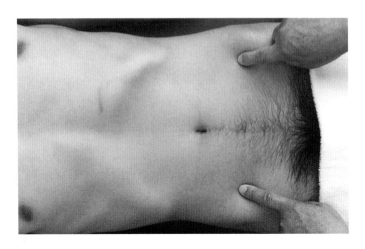

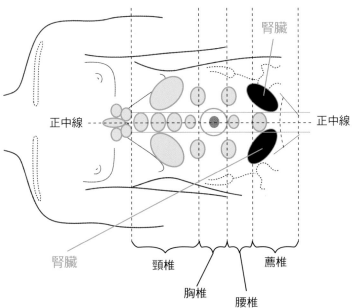

腎臟

正中線 · 正中線

腎臟　　頸椎　　　　　　　薦椎

胸椎　　腰椎

圖 56. 　腎臟的診斷點位在髂前上棘與膀胱診斷點連線的中點上，
　　　　　左右各一。

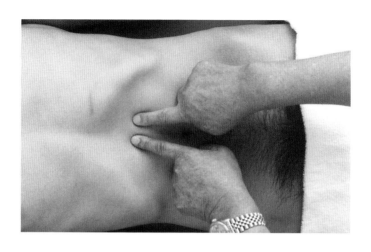

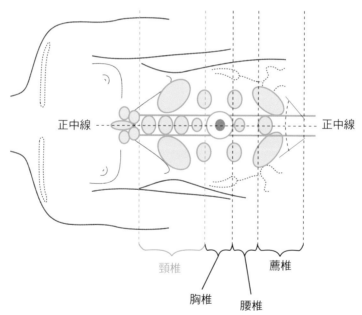

圖 57. 頸椎的診斷點從心診斷點旁開 1 公分，往下延伸到肚臍上方約
1.5 公分為止，左右各一條線。

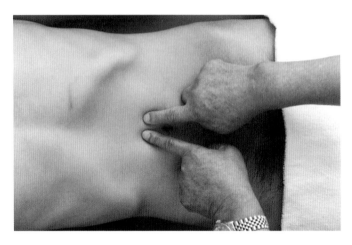

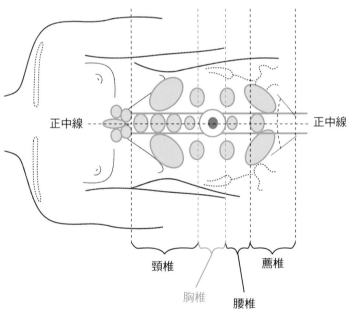

正中線

正中線

頸椎

胸椎　腰椎

薦椎

圖 58. 胸椎的診斷點以肚臍為圓心，畫一個半徑 1 公分的圓，
其圓周就是胸椎診斷點。

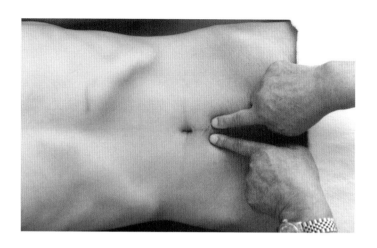

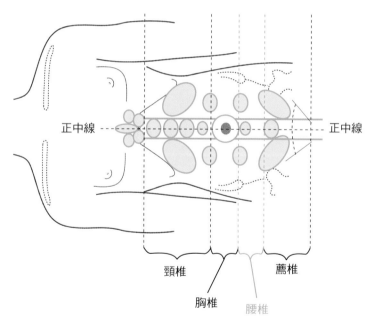

圖 **59.** 腰椎的診斷點從肚臍旁開 1 公分，往下延伸到約 1.5 公分，左右各一條線。

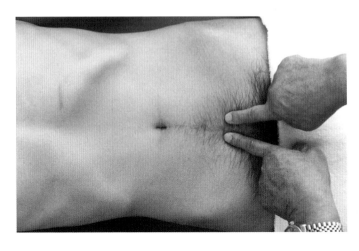

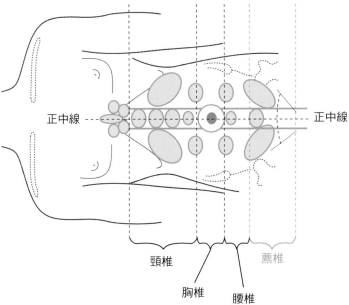

圖 **60.** 薦椎與尾骨的診斷點從膀胱診斷點旁開 1 公分，
往下延伸到恥骨聯合。

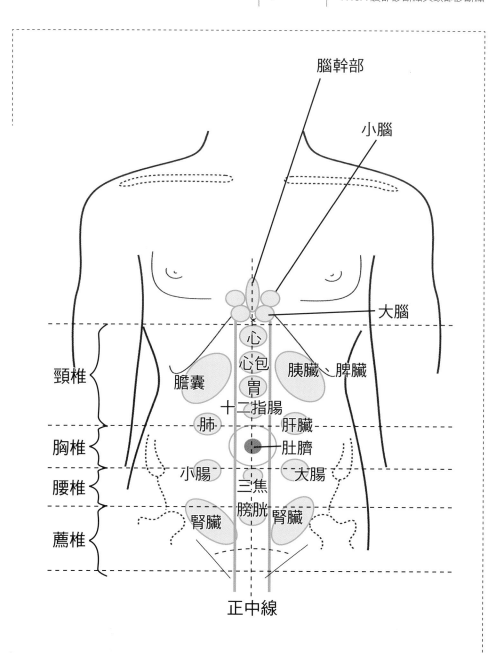

圖 **61.** YNSA 腹部診斷點

YNSA 頸部診斷點

對於運用 Y 點治療病患來說，頸部診斷點與腹部診斷點一樣重要，而如果要了解病患的全身或局部狀態的話，頸部診斷點更是不可或缺。

施行頸部診斷的時候，病患坐在椅子上就好，毋須褪去衣物。病患只需要露出頸部，就可以達到診斷的目的。

我最早是在發生交通事故的病患身上發現頸部診斷點的。

當時我在病患患側的肩膀與頸椎上尋找壓痛點時，偶然在病患的對側頸部上摸到一個很強烈的壓痛點。想著是否有辦法把這個壓痛點除去，於是我在與壓痛點同側 Y 點中的腎點上，也摸到了壓痛硬結點。後來我在腎點上施針，不只頸部的壓痛點立即消失，同時腎點的壓痛感也緩解了。

也就是說，頸部診斷需要先在病患的頸部上面尋找壓痛點，接著在 Y 點上找壓痛硬結點並下針，再檢查壓痛點是否消失。

雖然頸部診斷敏感度很高，但缺點在於診斷區域太小了；而腹部診斷區域雖大，敏感度卻不如頸部診斷。

如果身體發生異狀的話，一定可以在頸部的左右側找到差異。也就是說，摸到壓痛硬結點的時候，在與壓痛硬結點同側的 Y 點上治療的話，壓痛硬結點會消失，左右均同。因此，左右兩側的變化必須相同。（**註：簡而言之，治療到最後一定要讓左右側頸部的壓痛硬結點都消失才可以。**）

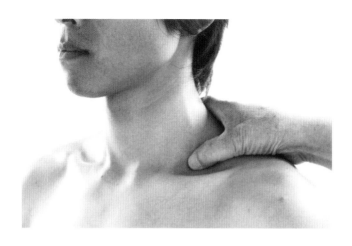

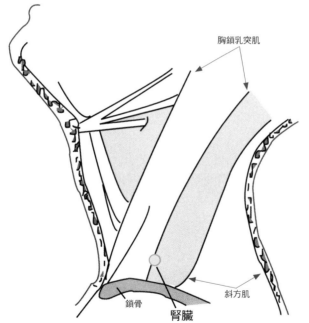

胸鎖乳突肌

斜方肌

鎖骨

腎臟

圖 62. 如果病患有腹痛或下肢疼痛的話，一定可以在頸部診斷的腎點上找到壓痛硬結點。病患的體質若屬於陰，有壓痛感但無硬結點。病患的體質若屬於陽，可摸到強烈的壓痛硬結點。根據這個規則，病患若屬於陽，要在顳後的腎點下針；病患若屬於陰，要在顳側的腎點下針。（**註：但現今山元醫師大多在顳側下針。**）

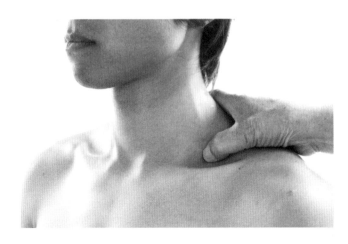

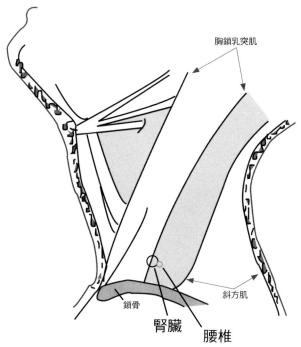

胸鎖乳突肌

斜方肌

鎖骨

腎臟　　腰椎

圖 63. 腰椎的診斷點在腎點後方

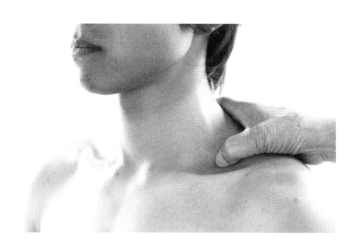

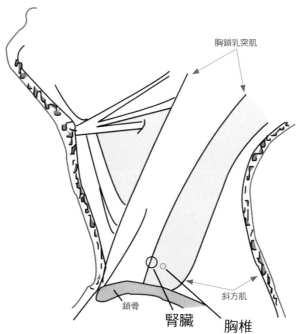

圖 64. 胸椎診斷點之位置圖解
胸椎的診斷點緊鄰在腰椎診斷點的後方

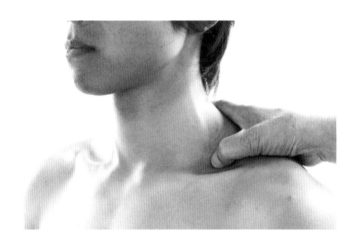

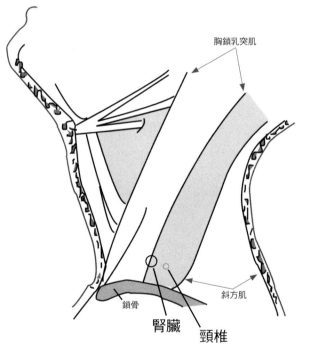

圖 **65.** 頸椎的診斷點緊鄰在胸椎診斷點的後方

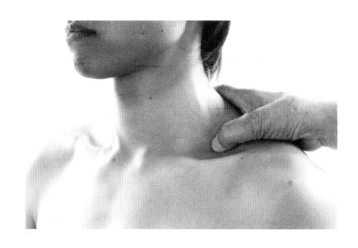

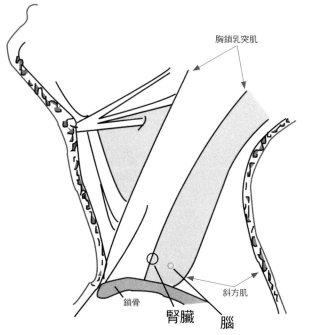

圖 **66.** 腦的診斷點緊鄰在頸椎診斷點的後方。
雖然腦點可分成大腦點、小腦點與腦幹點，但在頸部診斷上是不可能區分出來的，所以我們要用腹部診斷與上臂的二頭肌才能診斷出大腦點、小腦點與腦幹點。（參閱 P.143）

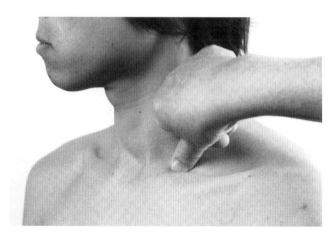

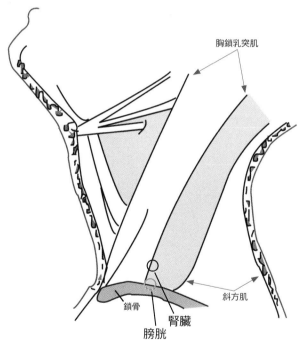

胸鎖乳突肌

鎖骨

腎臟

膀胱

斜方肌

圖 67. 膀胱的診斷點在腎臟診斷點的下方、鎖骨的內側

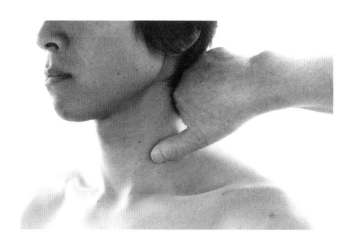

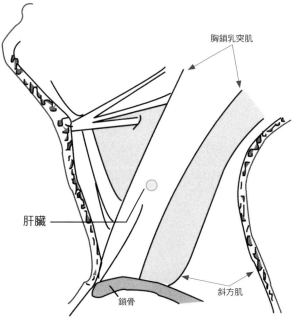

圖 68. 肝臟的診斷點位在胸鎖乳突肌的中點，要輕輕地往前後撥動觸診。

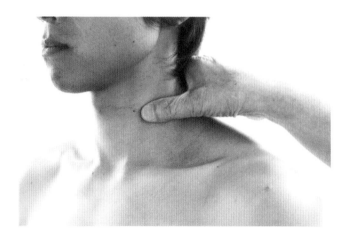

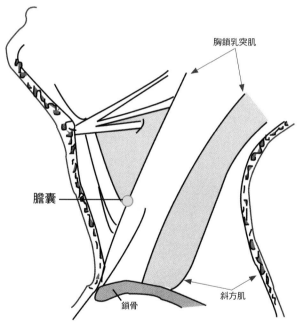

胸鎖乳突肌

膽囊

鎖骨

斜方肌

圖 69. 膽囊的診斷點位在胸鎖乳突肌的前緣、肝臟診斷點的下方

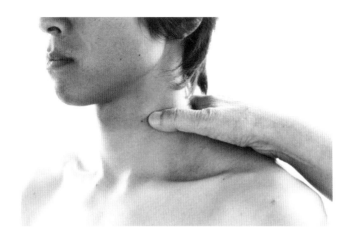

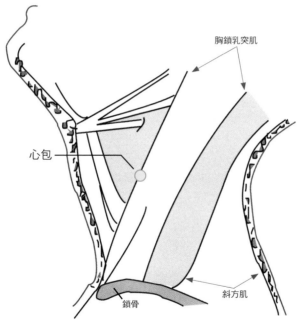

胸鎖乳突肌

心包

鎖骨

斜方肌

圖 70. 心包的診斷點位在胸鎖乳突肌的前緣、肝臟診斷點的上方

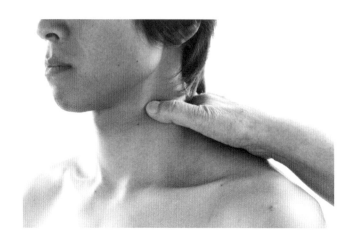

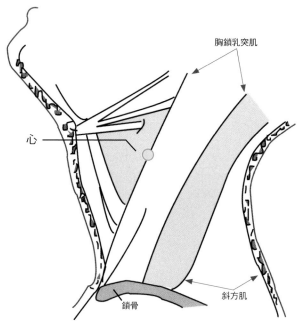

心

胸鎖乳突肌

斜方肌

鎖骨

圖 71. 心的診斷點位在胸鎖乳突肌上，也就是位於心包診斷點上方約 2 公分。

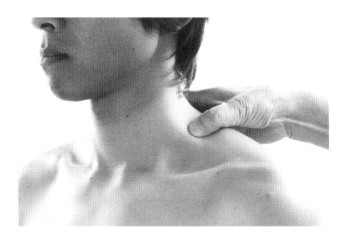

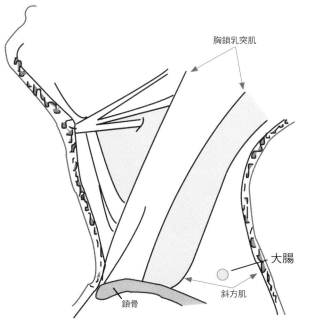

圖 72. 　大腸的診斷點位在距離鎖骨約 2 公分高的斜方肌上

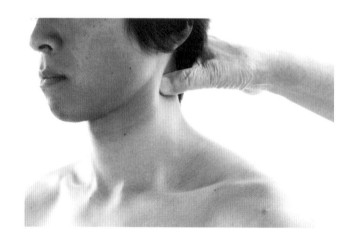

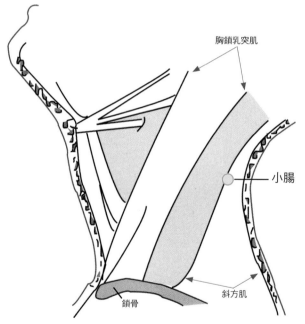

圖 **73.** 小腸的診斷點位在斜方肌前緣

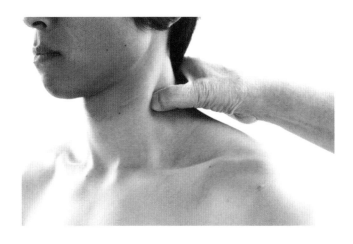

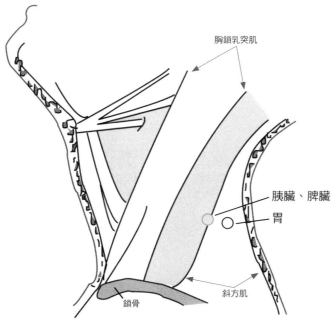

胸鎖乳突肌

胰臟、脾臟

胃

斜方肌

鎖骨

圖 74. 胰臟與脾臟的診斷點位在斜方肌前緣，且位在胃的診斷點前
　　　　方約 1 ～ 2 公分。

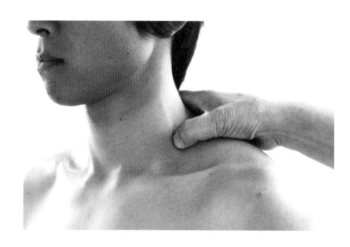

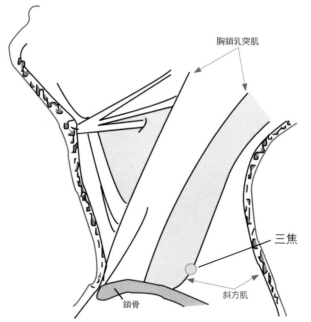

胸鎖乳突肌

三焦

斜方肌

鎖骨

圖 75. 三焦的診斷點位在距離鎖骨 1 ～ 2 公分高的斜方肌前緣

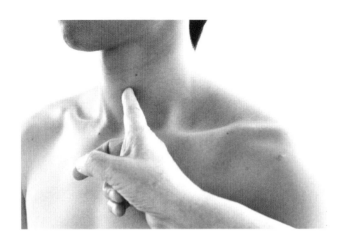

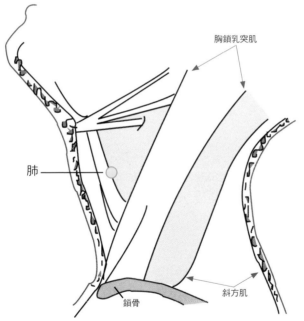

胸鎖乳突肌

肺

鎖骨

斜方肌

圖 76. 肺的診斷點位在兩側甲狀軟骨的位置，須輕輕按壓
　　　　並上下移動手指以尋找壓痛硬結點。

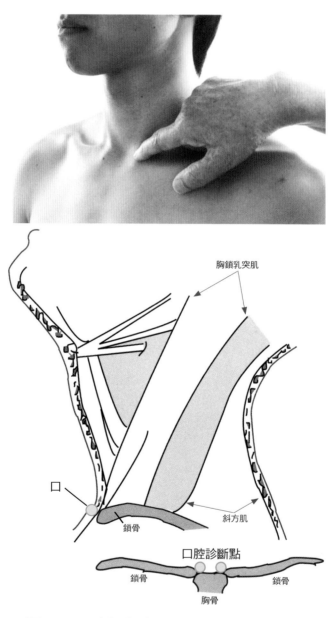

胸鎖乳突肌

口

鎖骨

斜方肌

口腔診斷點

鎖骨

鎖骨

胸骨

圖 77. 口腔診斷點位在兩側胸鎖關節上

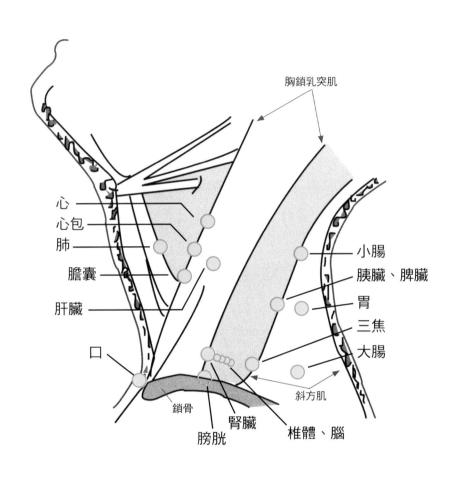

胸鎖乳突肌

心
心包
肺
膽囊
肝臟

口

小腸
胰臟、脾臟
胃
三焦
大腸

斜方肌

鎖骨

腎臟
膀胱
椎體、腦

圖 78. YNSA 頸部診斷點

第 8 章

YNSA 的刺激點區、診斷點與治療點

YNSA 的刺激點區、診斷點與治療點

Sagittal Somatotope ［矢狀線刺激點區］（圖 79）

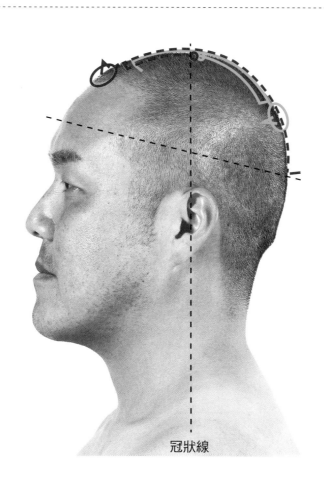

冠狀線

圖 79. Sagittal Somatotope ［矢狀線刺激點區］位在頭頂正中線（**註：即 矢狀線**）兩側各旁開 1 公分。朝向前額的線屬於陰；朝向顱後的 線屬於陽。以耳廓為中心，前方屬陰、後方屬陽。基本點 A 的後 面有足背點，後面的顱骨上有足底點。

J 與 K 的刺激點區之位置圖解（圖80）

　　有一天天氣很冷，一位來看診的病患告訴我說他的雙腳很冰冷，尤其是腳趾更明顯。

　　我想到額前 A 點附近應該有刺激點可以使用，於是我在那個點上施針後，病患的腳趾（特別是足背）就溫暖了起來，麻痺感也減輕很多。

　　接著病患跟我說，他的腳趾底部也有同樣的症狀。就像剛才我在額前的 A 點（陰）下針後可以治療腳趾與足背的症狀一樣，我想足底的刺激點說不定會在顳後側的 A 點（陽）附近。於是我也在這邊下針，病患的足底也溫暖起來。

　　藉由這個病例開始，我思考額前 A 點（陰）附近似乎有採取躺姿的下肢，而顳後 A 點（陽）附近似乎有採取趴姿的下肢，於是後來就研究出 J、K 刺激點區。

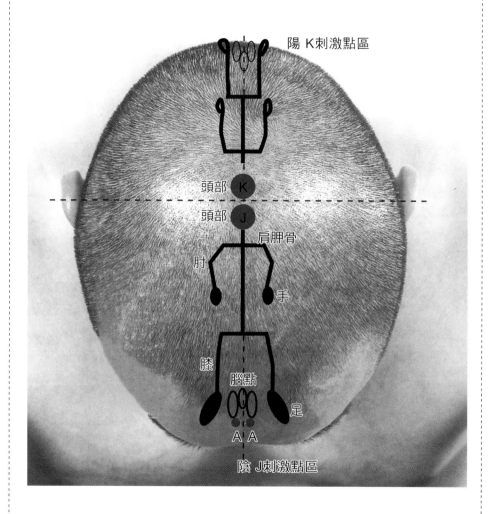

陽 K刺激點區

頭部 K

頭部 J

肩胛骨

肘

手

膝

腦點

足

A A

陰 J刺激點區

圖 80. J 與 K 的刺激點區之位置圖解。以兩耳廓為中心畫一條通過頭頂的弧線，再把通過額骨與枕骨的矢狀線連接起來。兩線交點稍前側為 J 點，兩線交點稍後側為 K 點。（**註：各位可以想像出兩個人形，J、K 點為頭部，前為躺姿、後為趴姿。**）

胸部刺激點區（圖81）

這個刺激點位在胸前，特別是腰點很好用。只要把這個刺激點區想像成耶穌被釘在十字架上就很好理解。

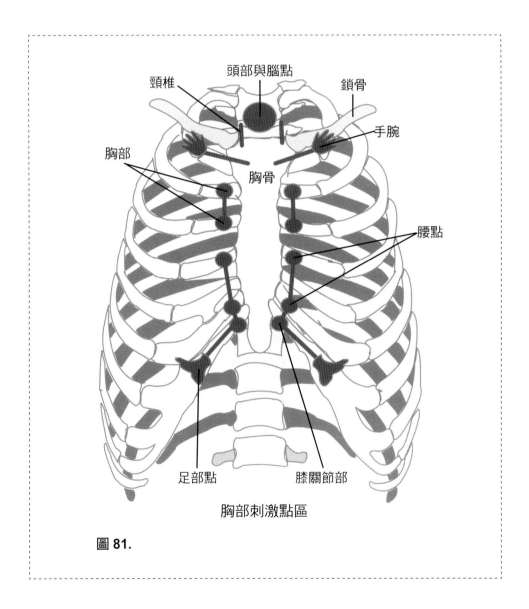

頭部與腦點

頸椎　　　　　鎖骨

　　　　　　　　手腕

胸部

胸骨

腰點

足部點　　膝關節部

胸部刺激點區

圖81.

恥骨聯合刺激點區（圖 82）

　　在恥骨聯合的刺激點區，對於治療因缺血性腦中風等引起的半身偏癱特別有效。根據頸部診斷的結果，選擇治療左側或右側時，有高達 98% 的腦血管損傷病患，其陽性反應的刺激點會在對側。（註：即頸部診斷時在左側頸部找到壓痛點，可以在對側恥骨聯合上的刺激點找到壓痛硬結反應。）

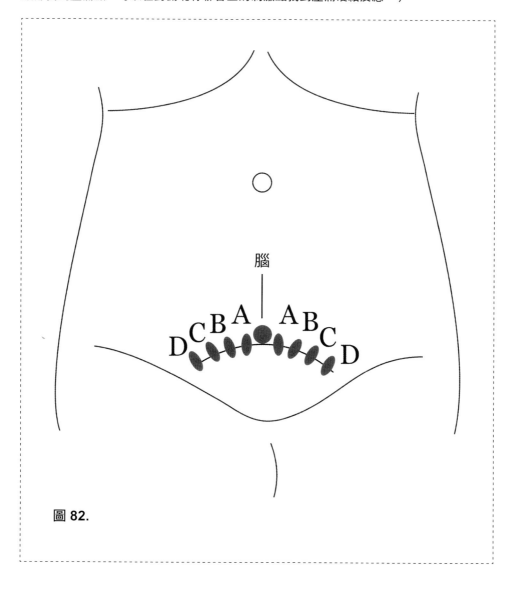

圖 82.

萬用點（Master Key）（圖83）

上半身萬用點位在頭上斜肌上，下半身萬用點位在頭下斜肌上。

（註：但根據表面解剖學，我們無法觸摸到這2條肌肉，因此建議從枕骨粗隆找此4點較佳。）

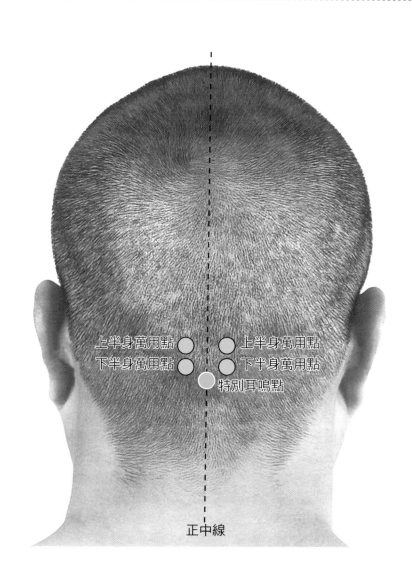

上半身萬用點　　上半身萬用點
下半身萬用點　　下半身萬用點
　　　　　　特別耳鳴點

正中線

圖 83. 在 YNSA 當中，首先我們會運用腰椎點或頸椎點來試著治療，但有時結果依然無法令人滿意。這時候如果合併使用萬用點，治療效果會增加。

I 刺激點區（圖 84）

I 點最早是用來治療腰痛與下肢疼痛，但後來發現也可治療手腳麻痺、僵直，以及疼痛。

有一天，當我使用基本 C 點治療肩膀到上臂、前臂、手指時，指腹的症狀很難消除。於是我注意到了，YNSA 是基於鏡像反射的理論為基礎，於是我在 C 點後方 5 公分找到手掌點，那就是基本 I 點。

基本 I 點衍生出一個刺激點區，也就是 I 刺激點區，詳如後述。

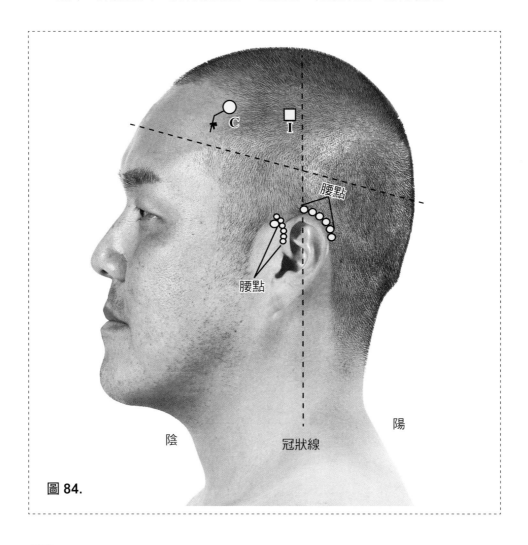

圖 84.

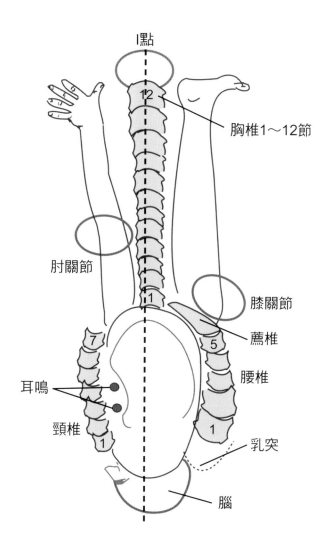

圖 85. 原本 I 點是用來治療腰部與下肢疾患，後來我遇到了一位手掌有不適感與麻痺感的病患，當我用 C 點來治療不適感的時候，我發現手背症狀有緩解，但手掌的效果不佳。我在想手背與手掌是表裡關係，也就是有鏡像反射的可能。於是我在 C 點往顱後數 5 公分處找到手掌點並下針後，病患手掌的不適感就消失了。接著我繼續研究，就發現了一個刺激點區，如圖所示。

頸椎與胸椎的刺激點區（圖86）

　　如圖所示，請各位想像一下有兩個倒立人像，上面人像的腦點在第五節胸椎上，而下肢會從顱後經過頸椎並延伸到胸椎，形成一個刺激點區；而下方人像的腦點在第五節腰椎上。

　　腰薦部的第五節腰椎為腦點。

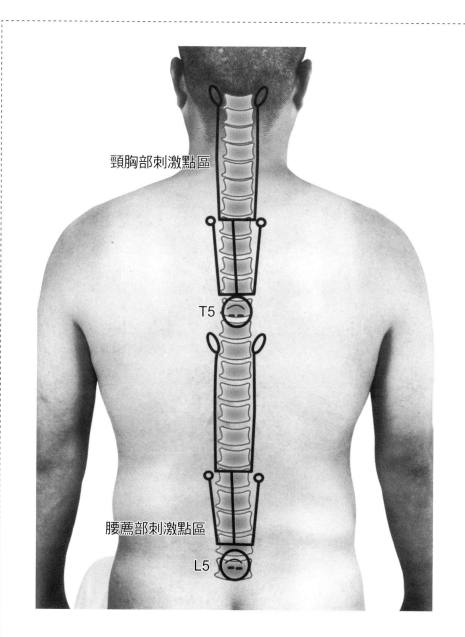

圖 86. 請想像頸部胸部的刺激點區當中，有兩個倒立人像，腦點位在 T5 與 L5。

頸椎—胸椎刺激點區從頸椎 C6 開始到胸椎 T2 結束，位在 C6 與 C7 正中線上的脊椎骨間。（註：**本刺激點區位在 C6 與 C7 椎間。**）

　　C6 與 C7 椎間是腰部的治療點，C7 與 T1 椎間是胸部的治療點，而 T1 與 T2 椎間是頸部的治療點（圖 87）。

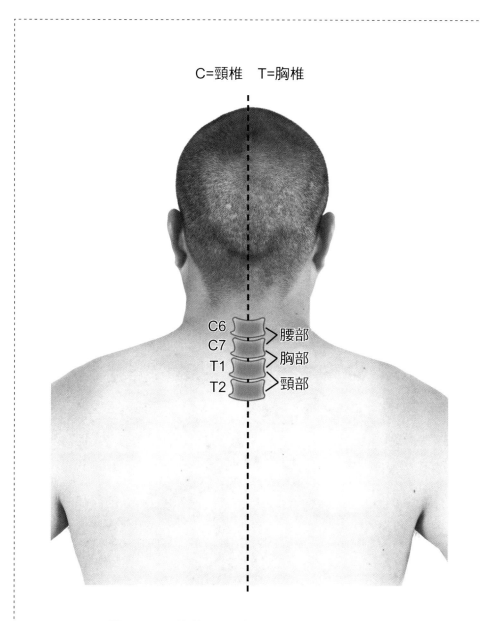

圖 87. 頸椎第六節到胸椎第二節的刺激點區

肱二頭肌上的三個腦診斷點（圖 88）

1 大腦點

2 腦幹點

3 小腦點

　　有時在肱二頭肌上按壓時，會摸到壓痛硬結點。這時候在額骨的大腦點、腦幹點，以及小腦點上施針後，壓痛硬結點會消失。

上臂診斷點

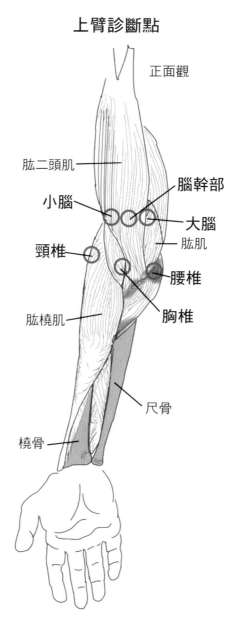

正面觀

肱二頭肌

小腦　腦幹部

頸椎　大腦

肱肌

肱橈肌　腰椎

胸椎

尺骨

橈骨

圖 88. 在 2009 年發現的上臂診斷是位在上臂的全新診斷點，簡單易用。

尺骨鷹嘴突 下腹部的 YNSA 診斷與治療點

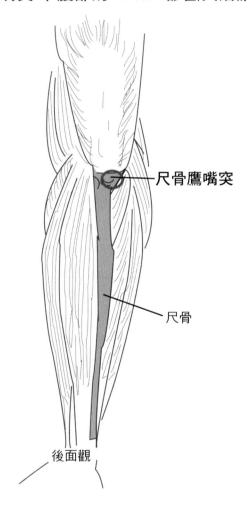

尺骨鷹嘴突

尺骨

後面觀

圖 89. 可用於下腹不適感，特別是下腹脹滿或膀胱的不適感、
慢性膀胱炎、前列腺肥大所造成的殘尿感。

YNSA 比目魚肌的診斷與治療點

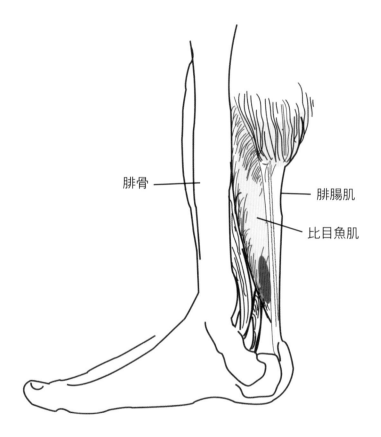

腓骨

腓腸肌

比目魚肌

圖 **90**. 如果有上臂的疾患，可以在下肢尋找壓痛點治療。反過來説，
如果有下肢的疾患，也可以在上臂尋找壓痛點治療。
（註：**即鏡像反射原理**）
根據這個經驗，在治療手指無法屈曲的病患時，可以尋找下
肢的壓痛點。在比目魚肌上找到強烈的壓痛點並下針的話，
手指就可以屈曲。

口腔診斷點與治療點（圖 91）

口腔診斷點位在胸鎖乳突肌於鎖骨的附著點上。
口腔治療點位在眼窩與額肌的交界處。

口腔診斷點與口腔治療點

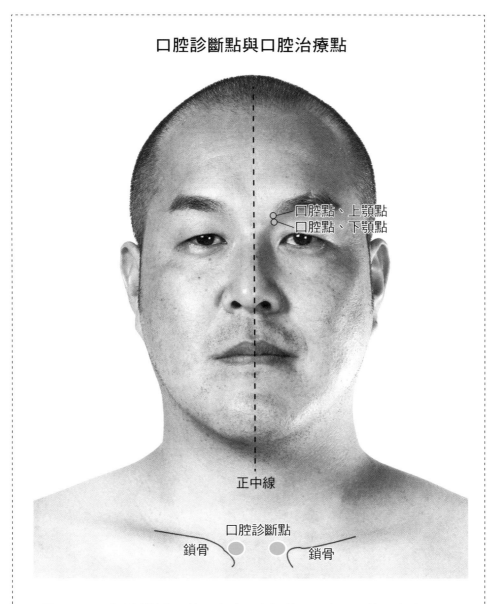

口腔點、上顎點
口腔點、下顎點

正中線

口腔診斷點

鎖骨　　　　　鎖骨

圖 91. 口腔點診斷出陽性反應時，在額前眉頭處，距離正中線 1.5
公分的點屬於上半身，往下有另一個下半身點可以用來治療。
（註：這兩個點有雙重意義，眉頭處的點可以同時代表上顎或上半身，
下方的點則同時代表下顎或下半身。）

合谷治療點（圖92）

合谷治療點可分成四個部分。

1. 下肢　2. 腰部　3. 胸部　4. 頸部

醫師需要在這邊尋找壓痛硬結點以治療病患。

合谷治療點

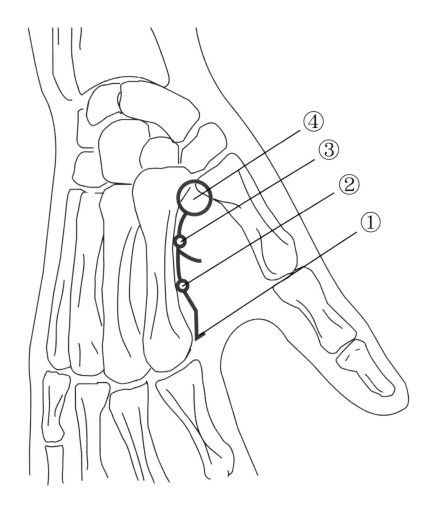

圖 92.　①下肢　②腰部　③胸部　④頸部

外踝治療點 [malleolus]（圖 93）

外踝治療點（malleolus）治療的疾患遍布全身，舉凡下肢疼痛、麻痺、身體不適等症狀都可以改善。

外踝治療點（malleolus）

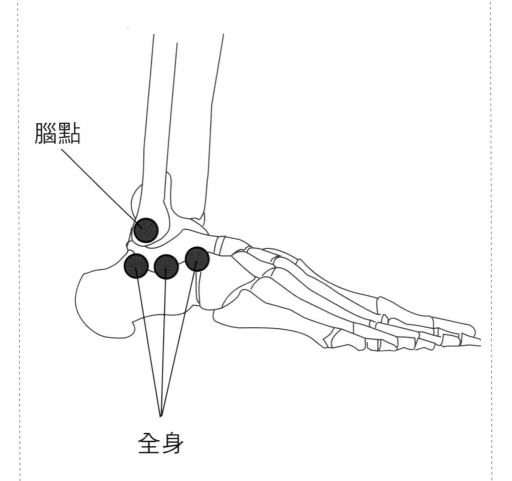

腦點

全身

圖 93.

第**9**章

施行 YNSA 診斷

施行 YNSA

在施行 YNSA 的時候，初學者要先使用基本點。運用基本點治療後，有 70% 疼痛病患的症狀會緩解。

對於在疼痛科診所執業的醫師來說，運用基本點治療的時候，你會陸續發現到之前從未在醫學領域中體驗過的現象。要完全理解這些現象是有點難度的，而我們持續研究之後，才發現只靠基本點無法達到治療目的。

此時，我們會先比較病患雙手手掌的顏色，並先治療蒼白手掌的那一側，如圖 94。（註：若左手掌比較蒼白，先在左側刺激點下針，反之亦然）。或者也可以在雙手合谷點（註：即 148 頁的合谷治療點）上進行觸診或按壓，若左右兩側的手感有差距，則先在壓痛點較強的那一側進行施針。（註：若左合谷壓痛感明顯，先在左側刺激點下針，反之亦然。）

治療後要確認效果時，需要再確認病患雙手手掌或壓痛點的變化，當雙手並無顏色或壓痛點差異時，治療效果就會顯現出來。

有時在治療後檢查時，會發現原本是陰性的壓痛感（註：參閱 78 頁）會轉為陽性的壓痛感。毫無疑問地，要在有壓痛點的那一側下針。

檢查上半身狀態的時候，就要依照上文所述的方法進行合谷診斷。

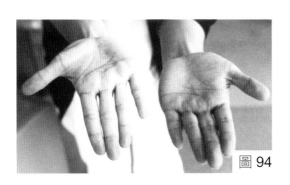
圖 94

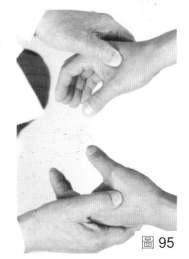
圖 95

圖 94. 通過持續觀察手掌的血流狀態來檢查左右手的差異
圖 95. 辨別左右合谷的壓痛感強烈與否

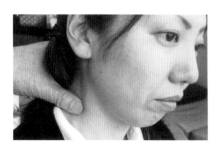

圖 96. 在頸部腎點上找到壓痛硬結的差異時，發現右側頸部有陽性反應。

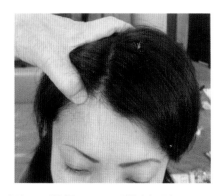

圖 97. 選擇 YNSA 腦神經點

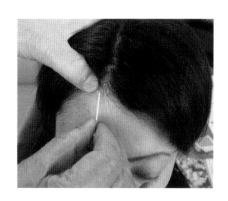

圖98. 運用拇指來確定反應點（註：即壓痛點）並下針

在檢查下半身狀態的時候，需要進行頸部診斷。此時會在頸部診斷中的腎點進行壓痛硬結的觸診。

這時候需要以發生陽性反應（註：即按壓就有疼痛感）的那一側為治療對象。首先在頸部的腎點摸到陽性反應時（圖96），就尋找同側的 Y 點 - 腎點，或是腦神經點中的 CN1- 嗅神經上的壓痛點（圖 97）。醫師需要使用自己的拇指來確定病患的壓痛點位置後，再進行施針（圖 98）。

　　扎針後一定要再次確認頸部診斷的腎
點是否有變化，也就是腎點上的壓痛硬結
點消失與否。壓痛硬結點消失以後才算達
成治療目的，如圖 99。

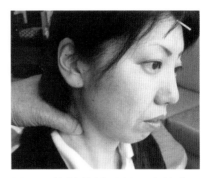

圖 99. 扎針後於頸部再次檢查
局部的壓痛硬結點是否消失

針刺深度

　　在進行頭皮針治療的時候，許多人曾經問我到底能扎多深。對於
YNSA 來說，避免刺到骨膜才是正確的深度。如果刺到骨膜的話，許多病
患在拔針後常會抱怨有局部疼痛或者頭痛。一般來說，針刺到帽狀腱膜的
深度就可以了。

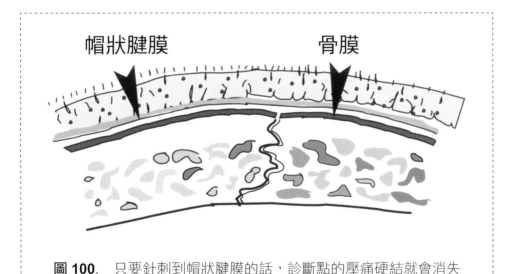

帽狀腱膜　　　　　　　　骨膜

圖 100.　只要針刺到帽狀腱膜的話，診斷點的壓痛硬結就會消失

針（針具種類）

我用日本 Seirin 公司的五號針（註：一寸針，**寬度 0.25mm**）來治療病患，由於是在頭部扎針，所以我用比較長的針具。

如果是缺血性腦中風或小兒腦性麻痺的話，我會使用 ASP 針（法國製的皮內針）來治療。用這種針來刺入頭皮時，不需要使用敷料固定，針具可以固定大概 1 ～ 2 週的時間，非常好用。（**註：這種針屬於半永久性，置入皮膚內 4 ～ 7 天後會自動脫落，但疼痛感稍強。**）

留針數量與時間

使用的針數會因頸部診斷出的結果而有差異。雖然沒有限定針數，但針數越少越好。留針時間則是越長越好，我通常留針 30 分鐘。

電流刺激

如果要使用電針治療的話，在 5 ～ 10Hz 的頻率刺激下，病患會覺得最舒服。

雷射、紅外線治療

對於針有抗拒感的病患來說，可以用雷射針灸或者紅外線刺激。特別適用於兒童。

注射療法

當然也可以使用這個方法，但在 Y 點上使用時，病患會稍微有點抗拒。注射後局部會稍微出血，這邊需要注意一下。（**註：山元醫師現多用於身體上的刺激點。**）

磁力療法

　　YNSA 的基本點或 Y 點可以使用磁力療法。把頭部當作北方，四肢末梢當作南方的磁力療法效果是不錯的，假如方向相反的話，疼痛復發的機率相當高，需要注意。

　　YNSA 沒有什麼禁忌，只是在治療的時候需要注意局部感染以及避免高溫灼傷。

第 **10** 章

病例分享

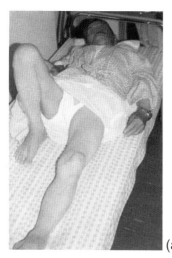

(a)

病例 1

(a) 76 歲男性，一週前缺血性腦中風導致左側偏癱。

(b) 在對側的基本 D 點施針後，癱瘓側的運動功能恢復。

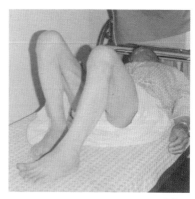

(b)

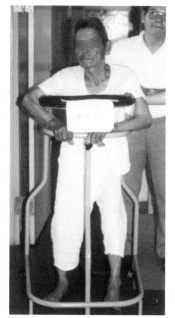

(c)

(c) 一週內就可以使用助行器走路。

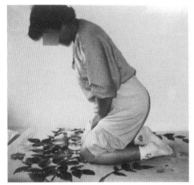

(a)

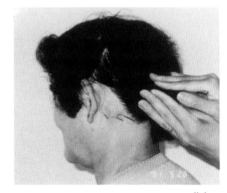

(b)

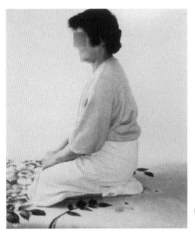

(c)

病例 2

(a) 60 歲女性，三年前雙側膝蓋關節炎。雖然常服用止痛藥，但無法跪坐。

(b) 在 YNSA 基本 G 點下針。

(c) 下針後膝關節馬上就不痛了。治療十次以後，病患已可跪坐，也不需要服用止痛藥。

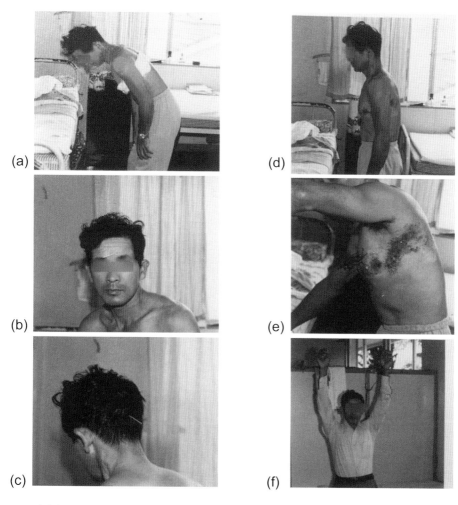

(a)

(b)

(c)

(d)

(e)

(f)

病例 3

(a) 56 歲男性，九天前胸部前後有帶狀泡疹。入院治療後疼痛加重，因此前來本院接受治療。

(b) 在 YNSA 基本 E 點（陰）上施針。

(c) 接著在基本 E 點（陽）上施針。

(d) 疼痛緩解，已經可以保持站直的姿勢。

(e)(f) 一週後可以自行更衣並出院。

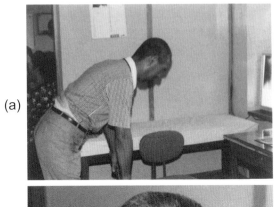

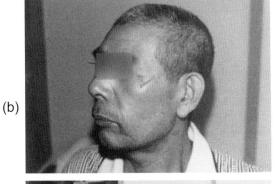

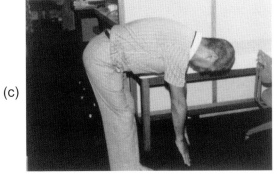

病例 4

(a) 58 歲男性，兩週前腰痛，腰部只能彎曲 45 度。

(b) 在兩側 YNSA 的基本 D 點發現壓痛硬結並下針。

(c) 針刺後腰部馬上可以彎曲。

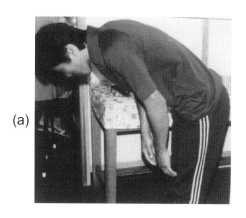

(a)

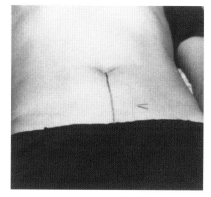

(b)

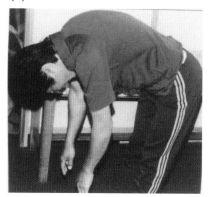

(c)

病例 5

(a) 34 歲男性，因腰痛前來就診。

(b) 在病患的腹部診斷點中找到壓痛硬結反應，並在局部壓痛硬結點下針。

(c) 比較 (a) 與 (c)，會發現病患比較能夠彎腰。

對於腰痛來說，可以運用 YNSA 基本 D 點來治療，但如果在腹部診斷中找到明顯的腰椎壓痛點的話，也可以局部替代 D 點來治療。

即使是同樣的疾病，相對應每個人的治療方法常常是不同的。之後在學習的時候，你會發現 YNSA 頸部診斷、腹部診斷、上臂診斷是多麼重要。

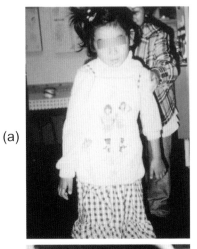

(a)

病例 6

(a) 7 歲小女孩，一年前突然四肢癱瘓，接受一年的治療後症狀並未緩解，來院前主要以類固醇治療，但效果不顯著，因此從遠方前來接受住院治療。

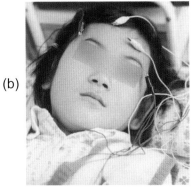

(b)

(b) 在 YNSA 的基本 C 點與 D 點下針，並使用電針（頻率 5Hz）30 分鐘。

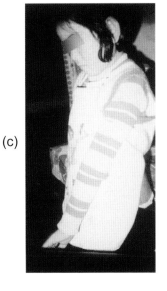

(c)

(c) 剛開始治療時，可以上舉左側上臂。

(d) 在兩個月之間每天針刺基本 C 點與 D 點，接著她就可以行走。

(e) 上下樓梯仍有困難。

(f)(g) 病患稍微可以到屋外以及醫院中庭遊玩了。她在醫院待了六個月，之後就可以去上課，而且日常生活沒有任何不便。

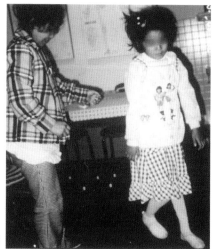

(d)

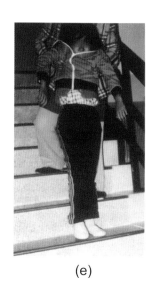
(e)

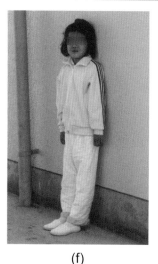
(f)

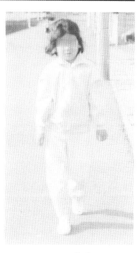
(g)

對於這個病例來說，我在最初的兩個月，每天使用基本 C 點與 D 點治療。當時只有發現基本點 A ～ F 點，而 YNSA 刺激點區、YNSA 診斷方法、Y 點等都還沒發現，只用基本點就可以讓 YNSA 的效果發揮出來。

對初學者來說，一開始要先掌握基本點，以及這些點對於身體有什麼效果和影響。完全了解基本點是非常重要的。

YNSA 目前還不完美，我也正處於自我治療的階段，因此我有信心可以邁出下一步。主要還是取決於施術者的意願。

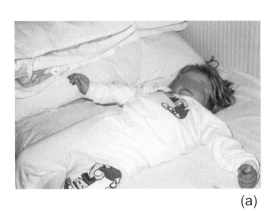

(a)

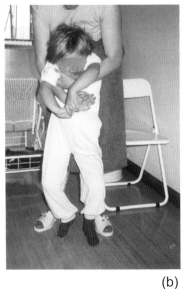

(b)

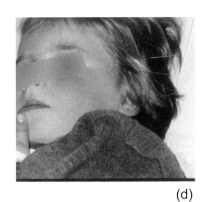

(c)

(d)

病例 7

(a)(b)　4 歲女孩在接種小兒麻痺疫苗後，意識不明且四肢癱瘓。（住在匈牙
　　　　利的布達佩斯大學神經科病房。）

那時候我剛好在布達佩斯大學神經科指導與治療病患，因此有治療這位小
朋友的機會。當時時間很短，要出現療效是很困難的，但我在 YNSA 的基
本 D 點上施針後，病患的下肢就可以稍微移動。於是家屬強烈希望到醫院
來接受治療，在西元 1985 年時，病患前來山元醫院住院。

(c)(d)　在 YNSA 的基本 C 點與 D 點下針。

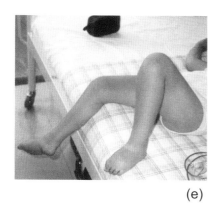

(e)

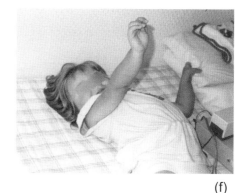

(f)

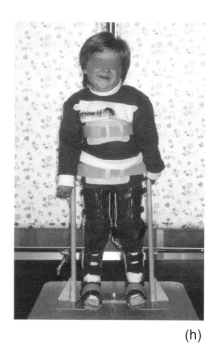

(g)

(h)

(e)(f) 病患可以活動上肢與下肢。

(g) 可以自己爬行。

(h) 治療六個月後，出院前的狀態。

當時復健醫學還尚未成熟，我只用 YNSA 治療病患。

(a)

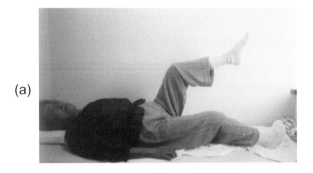

(b)

YNSA BASIC-POINT SOMATOTPE in Pubes area

midline

umbilicus

E   E
D C B A A B C D

BRAIN-P.

pubes

A = head / neck
B = shoulder
C = shoulder joint
D = lumbar / lower extremity
E = chest

病例 8

(a) 68 歲女性，兩年前缺血性腦中風導致右半身癱瘓而住院。

(b) 在恥骨聯合刺激點區的 YNSA 腦點上施針。

(c) 下針後癱瘓側的下肢馬上就能向上抬。

(c)

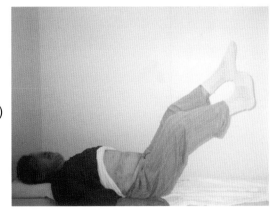

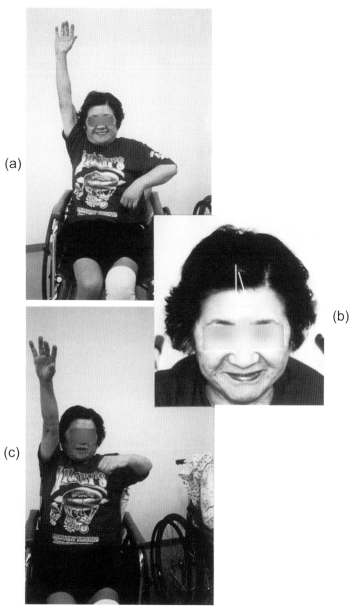

病例 9

(a) 十二年前因缺血性腦中風導致左半身不遂。

(b) 用 YNSA 腦點治療。

(c) 下針後左側上下肢就能活動。

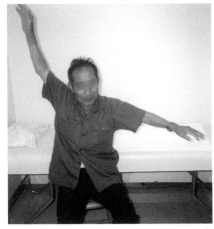

(a)

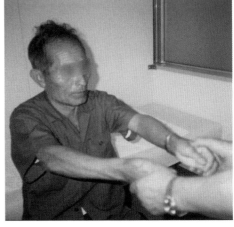

(b)

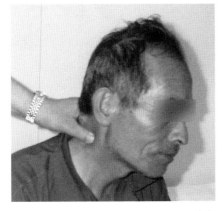

(c)

病例 10

(a) 62 歲男性，七個月前因缺血性腦中風導致左側部分偏癱而前來就診。

(b) 在兩側合谷摸到壓痛點，反應較強烈的那一側為陽性，並在此側治療。主要是為了了解上半身疾患會在左側還是右側的合谷產生陽性反應，而治療會以陽性反應為主，接著在陽性反應的那一側進行頸部診斷。

(c) 在 YNSA 頸部診斷中，發現腦點有陽性反應。

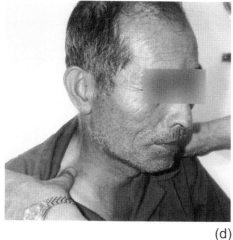

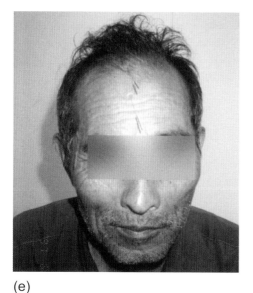

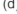

(d)

(e)

(f)

(d) 在 YNSA 頸部診斷中，發現右側腦點有陽性反應。

(e) 在 YNSA 大腦點上治療。由於病患主訴中也有提到視力障礙，因此在大腦點下方的眼點下針，病患的視力有改善。

(f) 癱瘓的左側肢體已可上下擺動。

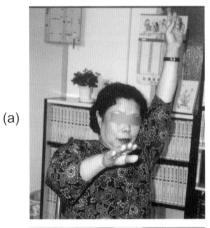

(a)

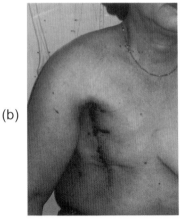

(b)

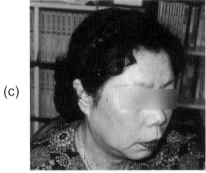

(c)

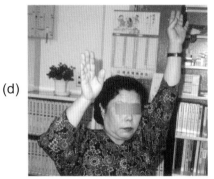

(d)

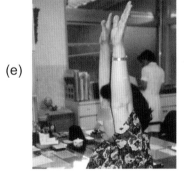

(e)

病例 11

(a) 65 歲女性，曾接受右側乳癌切除手術，她在出院十天後就前來就診。而她的右側上臂有上舉困難的症狀。

(b) 如圖 (b) 所示，這是剛手術過後的傷口。

(c) 在與 YNSA 頸部診斷後同側的基本 E 點及以 Y 點 - 心與肺點上找到陽性反應後並下針。

(d) 留針 20 分鐘後右上臂的運動範圍變大。

(e) 在兩週內共治療四次後即痊癒。

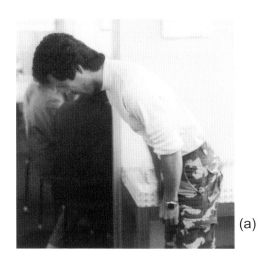

(a)

病例 12

(a) 兩週前腰痛，病患向前彎曲時疼痛加重。

(b) 由於病患怕針而拒絕針灸，因此採用經皮神經電刺激器治療（**註：即電療**）。把電極放在兩側的 YNSA 基本 D 點。（TENS）

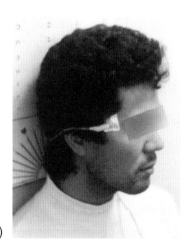

(b)

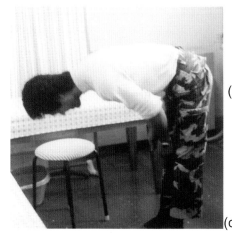

(c)

(c) 治療約 20 分鐘後，腰部即可向前彎曲，治療三次後腰痛就改善了。

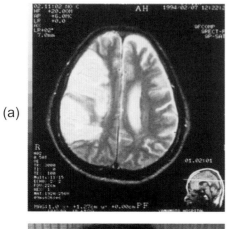

(a)

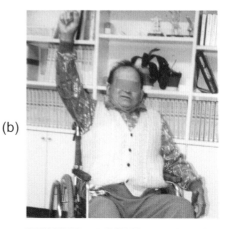

(b)

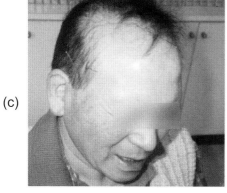

(c)

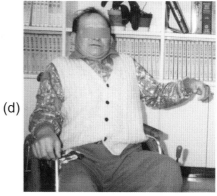

(d)

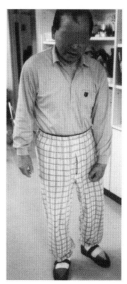

(e)

病例 13

72 歲男性，因左側半身不遂前來就診。

(a) 頭部 MRI 顯示右側腦部栓塞。

(b) 無法站立且左上臂癱瘓。

(c) 根據 YNSA 頸部診斷的結果，在對側也就是右側的 YNSA 腎點與腦點上找到陽性反應並施針。

(d) 施針後癱瘓側的手臂就可以活動。

(e) 兩個月後就可以獨自行走。

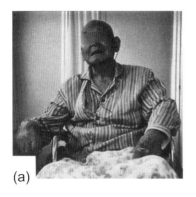

(a)

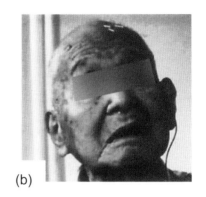

(b)

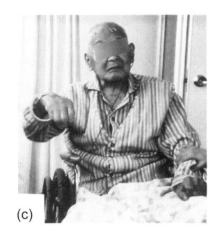

(c)

病例 14

98 歲男性，十多年以前發生右側癱瘓，雖然每天復健但效果不佳，因此前來就診。YNSA 診斷後發現對側（**註：左側**）有陽性反應。而在大腦點當中的中大腦動脈點找到更強烈的陽性反應，因此在此處下針。

(a) 下針前狀態。特別是右上臂幾乎無法自主活動。

(b) 在 YNSA 腦點，尤其是大腦點與中大腦動脈點上施針。

(c) 十多年無法自行活動的右上臂已經可以自主活動了。

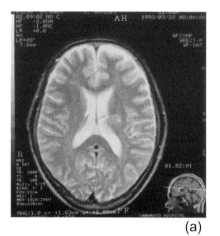

(a)

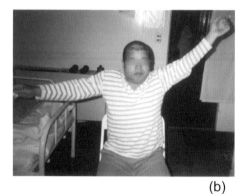

(b)

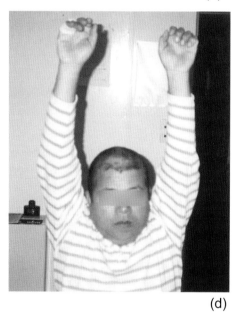

(c)   (d)

病例 15

51 歲男性,三年前因缺血性腦中風導致右半身不遂。

(a) 腦部 MRI 檢查後發現左側栓塞。

(b) 因缺血性腦中風導致右上臂無法上舉。

(c) YNSA 頸部診斷後,發現左側大腦點上有陽性反應,因此在腦點上施針。

(d) 第一次治療過後右手臂幾乎就可以完全上舉了。

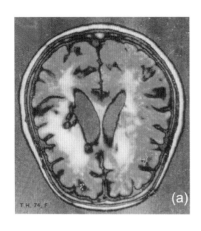

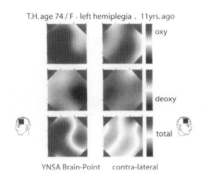

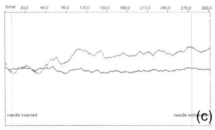

病例 16

(a) 74 歲女性，十一年前缺血性腦中風，在 MRI 上顯示左側腦部栓塞。

(b) 運用功能性近紅外光譜技術（FNIRS）檢查頭部。這是在 YNSA 腦點上施針前的影像，可以發現氧氣濃度較低。

(c) 在對側腦點下針後，氧氣濃度變高了。

(d) 但在栓塞側的腦點下針，氧氣濃度卻沒有變化。

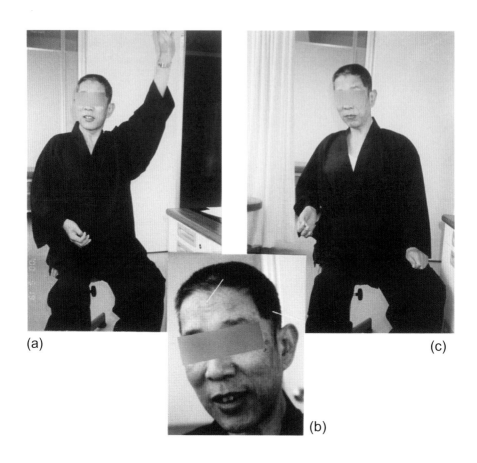

(a)

(b)

(c)

病例 17

(a) 右側半身不遂已五年。

(b) 在 YNSA 腦點與失語症點（**註：Broca 點**）上施針。

(c) 治療第一次後右上臂就可以活動，言語障礙也有改善。

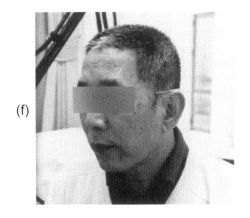
(f)

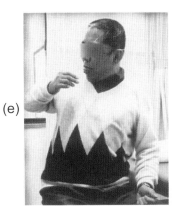
(e)

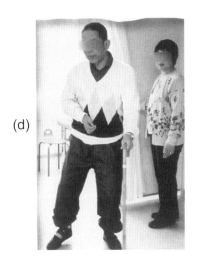
(d)

(d) 治療二十次後,就可以藉由拐杖來走路,失語症亦恢復正常。

(e) 在 YNSA 基本點上施針後,癱瘓的上肢就可以活動了。

(f) 使用 YNSA 基本 C 點、D 點、Y 點 - 腎點與腦點、YNSA 失語症點。

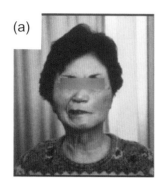

(a)

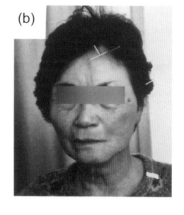

(b)

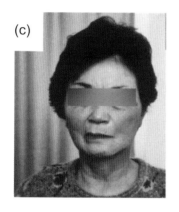

(c)

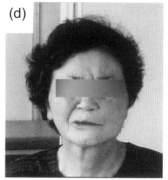

(d)

病例 18

74 歲女性，兩個月前罹患左側顏面神經麻痺。住院治療後效果並不顯著，因此前來就診。

(a) YNSA 治療前的照片。

(b) 在 YNSA 眼點、腦點、膽囊點與腎點上施針，留針 30 分鐘。

(c) 30 分鐘後拔針。

(d) 左側眼瞼在第八次治療後已可閉合。

(e) 需要治療二十次方能完全治癒。

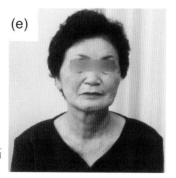

(e)

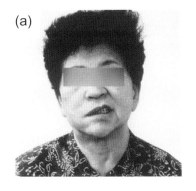

(a)

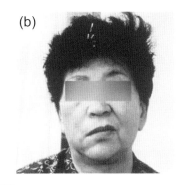

(b)

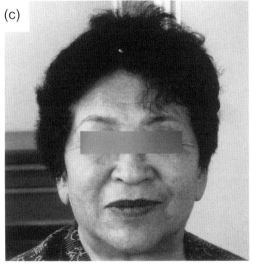

(c)

病例 19

(a) 76 歲女性，六個月前右側顏面神經麻痹，本照片為初診時所攝。

(b) 在 YNSA 頸部診斷後，於 YNSA 基本 A 點、腦點、腦神經第七對的顏面神經點上施針。第一次治療後，效果出乎意料地好。

(c) 之後每週前來治療一次，到完全治癒為止花了一個月的時間，病患非常滿意。

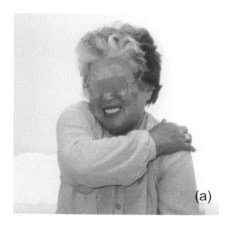

(a)

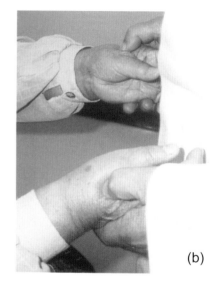

(b)

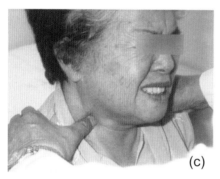

(c)

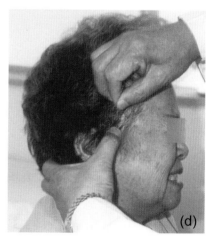

(d)

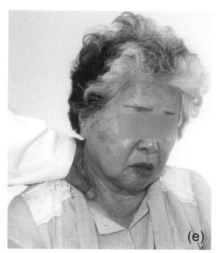

(e)

病例 20

(a) 74 歲女性，因右肩疼痛而前來就診。

(b) 病患自述在右側合谷治療點上有壓痛感。

(c) 進行 YNSA 頸部診斷後，右側腎點有壓痛硬結反應。

(d) 在 YNSA 的 Y 點 - 腎點上施針。

(e) 下針後，再次檢查頸部的腎點，發現壓痛點已經消失了。

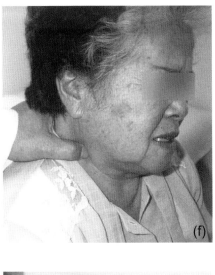
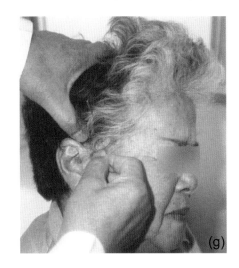

(f)

(g)

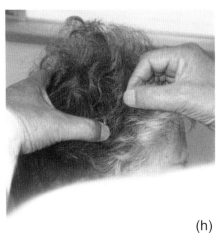
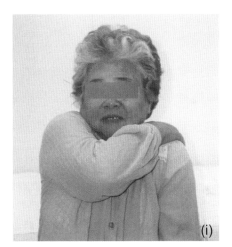

(h)

(i)

(f) 接著繼續 YNSA 頸部診斷，發現膽囊點與心包點有陽性反應。

(g) 在 YNSA 的 Y 點 - 心包點上施針。

(h) 下針後，檢查頸部所有的壓痛硬結點都消失以後，留針 20 分鐘。

(i) 右肩疼痛已消失。

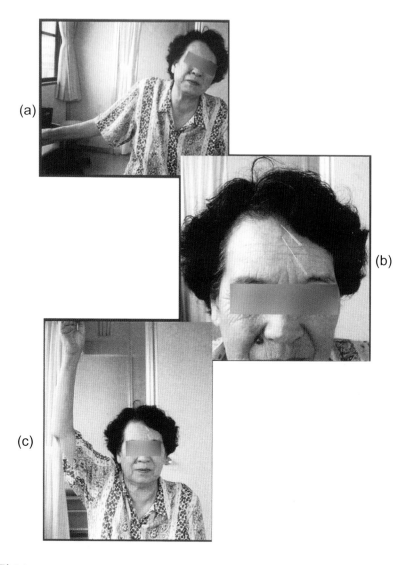

病例 21

(a) 70 歲女性，因右側關節痛導致右上臂上舉困難而前來就診。

(b) 在 YNSA 基本 A 點與腎點，也就是嗅神經點（**註：十二神經點**）上施針。

(c) 治療一次後，效果令人滿意。

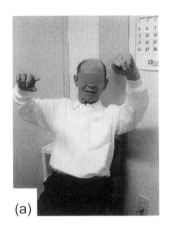

(a)

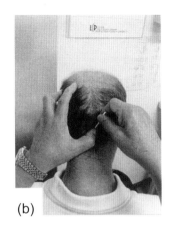

(b)

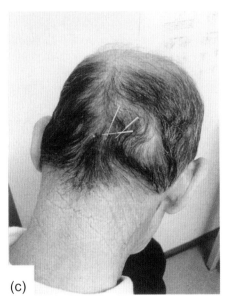

(c)

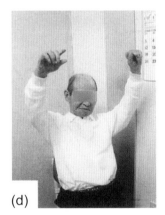

(d)

病例 22

頸椎骨折的病患,在五年前接受頸椎手術。

(a) 手術後仍有疼痛,且運動範圍受限。

(b) 在萬用點上施針。這是為了治療上半身的上萬用點。

(c) 在上半身萬用點,也就是主管頸部的刺激點上施針。

(d) 下針後症狀緩解。當然,還是需要長時間治療才行。

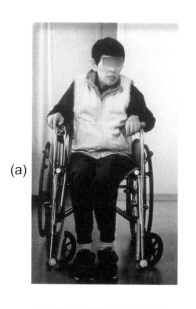
(a)

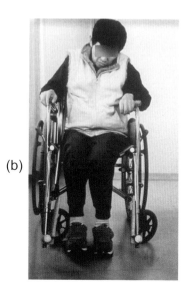
(b)

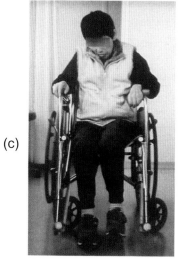
(c)

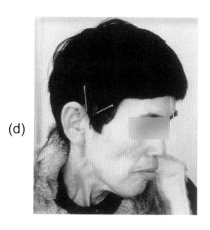
(d)

病例 23

(a) 51 歲女性，初診時主訴為雙下肢癱瘓已三年，且雙側下肢幾乎無法活動。

(b) 下肢可以向上抬高 2 公分。

(c) 完全無法站立。

(d) 在 YNSA 基本 A 點與 B 點、Y 點 - 腎點上施針。

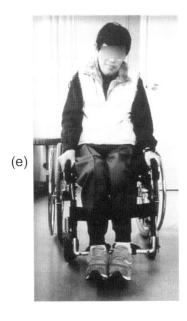
(e)

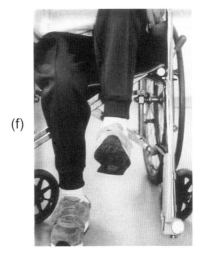
(f)

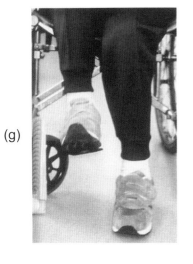
(g)

(e) 治療後雙下肢稍可活動。

(f) 經過一段時間的下肢狀態。

(g) 雙下肢的活動程度增加，已經可以向上抬高 20 ～ 25 公分。

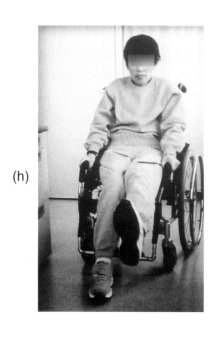

(h)

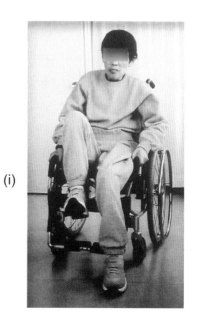

(i)

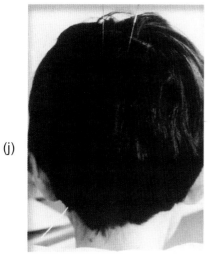

(j)

(h)(i)(j)　第二次治療中發現 YNSA 頸部診斷中腎點為陰性反應。腎點有壓痛感，硬結感卻很少，可說是十分柔軟，因此在陽點上施針。在陽點（顳後側）的 YNSA 腎點、YNSA 基本 A 點與 D 點上施針。

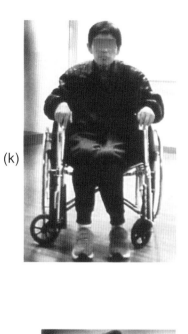

(k)

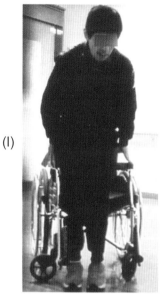

(l)

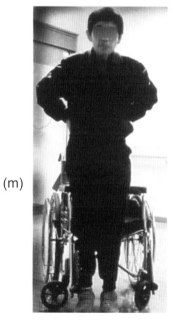

(m)

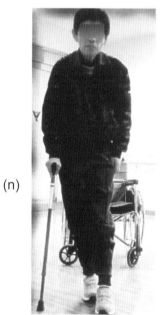

(n)

(k)　下肢已可用力踩在地板上。

(l)　雙腳已可站立。

(m)(n)　可以藉由拐杖行走。

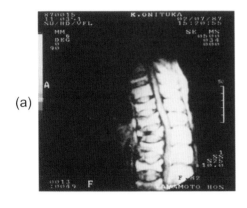

(a)

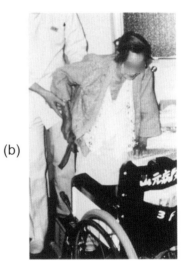

(b)

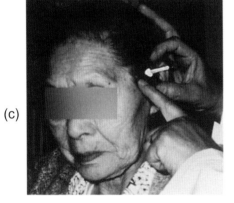

(c)

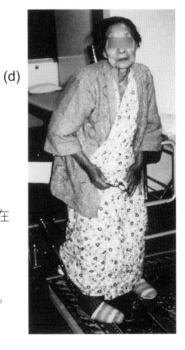

(d)

病例 24

(a) 84 歲女性，腰椎壓迫性骨折導致腰痛。在
　　MRI 影像上顯示多節腰椎骨折。

(b) 因疼痛而步行困難。

(c) 在 YNSA 基本 D 點上施針。

(d) 在 D 點扎針後腰痛緩解，已可自行走路。

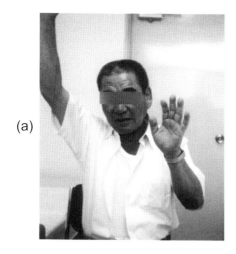

(a)

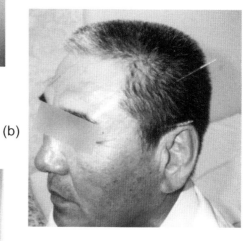

(b)

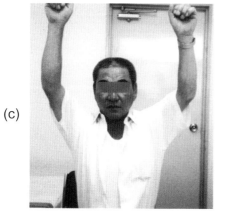

(c)

病例 25

(a) 58 歲男性，三個月前左側肩關節疼痛導致手臂上舉困難。

(b) 根據 YNSA 頸部診斷結果，在基本 A 點、I 點與 Y 點 - 腎點上施針。

(c) 約 15 分鐘後疼痛緩解，左上臂已可上舉。

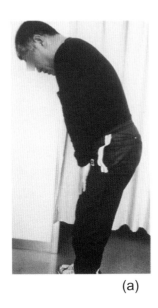

(a)

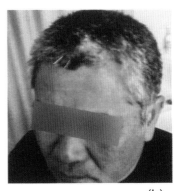

(b)

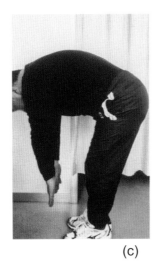

(c)

病例 26

(a) 65 歲男性，因腰痛而前來就診。

(b) 在雙側 J- 刺激點區上施針。

(c) 30 分鐘後腰痛緩解。

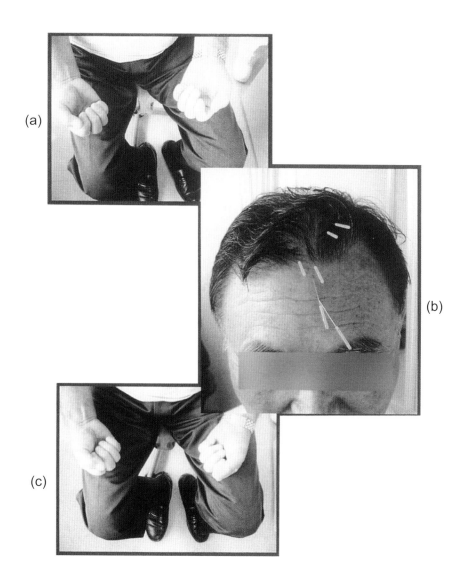

(a)

(b)

(c)

病例 27

(a) 一年前因頸椎後方椎弓切除術導致手指屈曲困難。

(b) 在 YNSA 基本 A 點與第一對腦神經，也就是腎點與 J- 刺激點區（手指點）上施針。

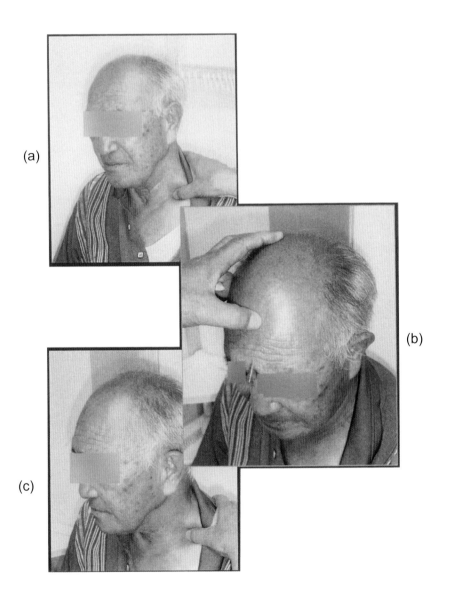

病例 28

(a) 75 歲男性，五年前因裝設心律調節器導致肩膀僵硬痠痛。

(b) YNSA 頸部診斷後，在腎點上找到壓痛硬結，也就是陽性反應，於是在額前的腎點，也就是嗅神經點上施針。

(c) 再次進行頸部診斷，腎點上的壓痛硬結感已消失。

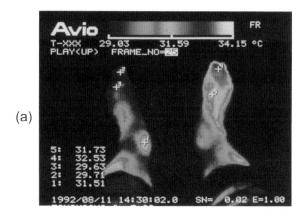

(a)

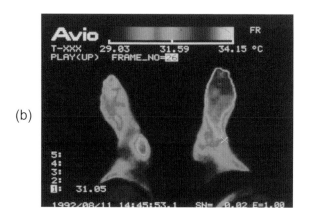

(b)

病例 29

(a) 89 歲女性,左側半身不遂,時常感覺到左下肢冰冷,本照片為紅外線熱像儀所拍攝。

(b) 在 YNSA 基本點的對側 D 點上施針,可以發現下肢血液循環變好。

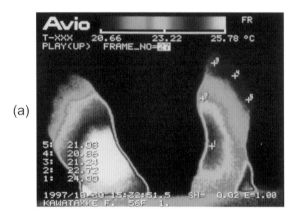

(a)

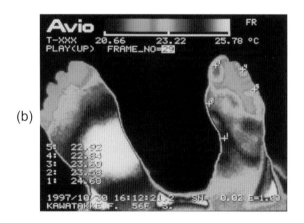

(b)

病例 30

(a) 56 歲女性，陳舊性腦中風導致右半身癱瘓。紅外線熱像儀中顯示癱瘓側皮膚溫度較低。

(b) 在 YNSA 對側基本點的 C 點與 D 點上施針，留針 15 分鐘後，紅外線熱像儀中顯示皮膚溫度上升。

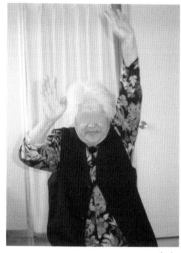

(a)

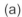

(b)

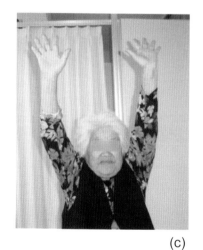

(c)

病例 31

(c) 88 歲女性，兩個月前起右肩關節疼痛導致右手上舉困難。

(d) 在 YNSA 基本 C 點上施針後，右肩關節疼痛消失，並可毫無阻礙地進行上舉運動。

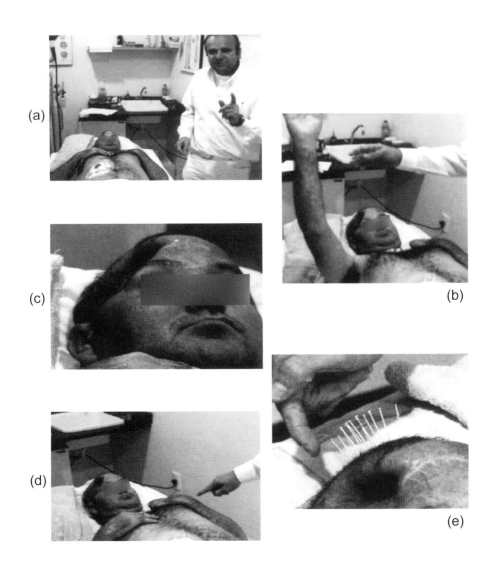

病例 32

(a)(b)(c)(d) 　35 歲男性，巴西人，三年前因交通事故導致右側腦部受損，在
　　　　　　右側大腦半球切除術後，造成左側半身不遂。

(e) 　巴西的醫師在 12 個 YNSA 腦神經點（對側〔**即左側**〕）上施針後，癱瘓
　　側的上下肢可活動，因此持續進行 YNSA 治療。

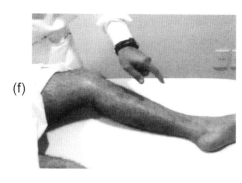

(f)

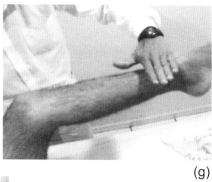

(g)

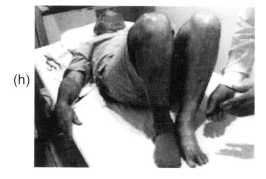

(h)

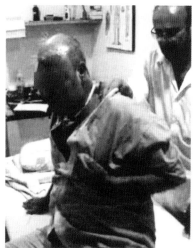

(i)

（f）（g）　病患癱瘓側的上下肢活動範圍增加。

（h）（i）　已經可以自己起床。

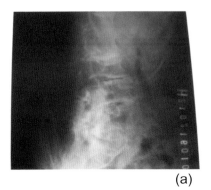

(a)

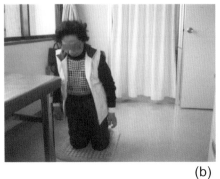

(b)

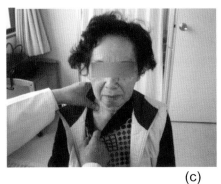

(c)

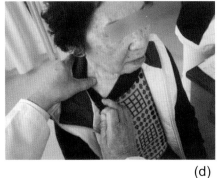

(d)

病例 33

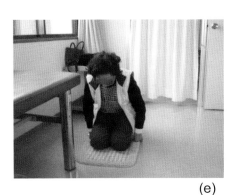

(e)

(a) 84歲女性,因疼痛而無法跪坐。
在腰椎照 X 光片後發現腰椎有
壓迫性骨折。進行頸部診斷後
發現腰椎點有壓痛硬結反應。

(b) 病患示範可以跪坐到什麼程度。

(c) YNSA 頸部診斷腰椎點有陽性
反應,因此在基本 D 點上施針。

(d) 針刺後再次進行頸部診斷,腰
椎點的壓痛感已消失。

(e) 病患總共治療兩個月,每週就
診一至二次後方能跪坐。

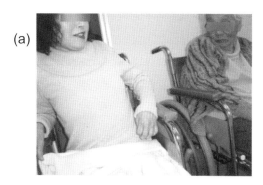

(a)

病例 34

(a) 55 歲女性，四年前因缺血性腦中風導致左側半身不遂。

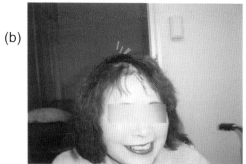

(b)

(b) YNSA 頸部診斷後顯示腦點、膽囊點與肝臟點有陽性反應，並在肝點，也就是 YNSA 第十對腦神經點（迷走神經）、膽囊點，也就是 YNSA 第十一對腦神經點（**註：即副神經**）上施針。

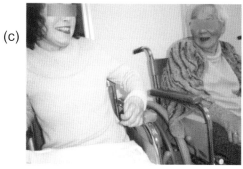

(c)

(c) 針刺後癱瘓側的手臂與手指均可活動。

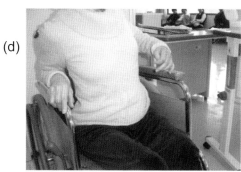

(d)

(d) 接著繼續治療。

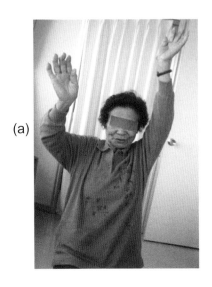

(a)

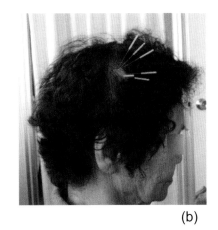

(b)

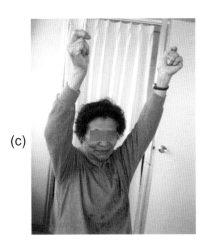

(c)

病例 35

(a) 75 歲女性，兩至三週前因左肩關節疼痛導致左上臂上舉困難。

(b) 在 YNSA 的 I- 刺激點區的肩部點上找到壓痛點並下針，治療一次後疼痛即緩解。

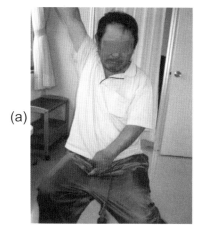

(a)

病例 36

(a) 65 歲男性，左側半身不遂。

(b) 在 I- 刺激點區的上肢點上找
　　到壓痛點並下針。

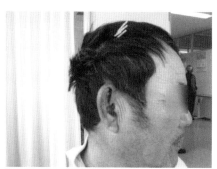

(b)

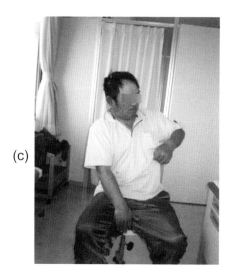

(c)

(c) 治療效果良好，因此病患
　　每週前來就診一次。

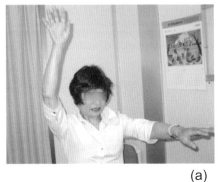 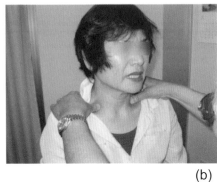

(a) (b)

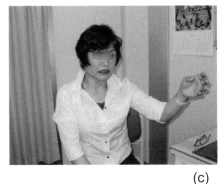 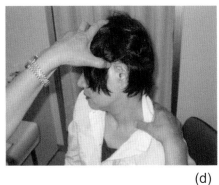

(c) (d)

病例 37

(a) 58 歲女性，晨起因突然左側肩膀疼痛而前來就診。

(b) YNSA 頸部診斷後顯示頸椎的區域有摸到強烈的壓痛硬結點。

(c) 首先在 YNSA 基本 C 點上施針，但效果十分不顯著。

(d) 再次進行 YNSA 頸部診斷，發現腰椎點有強烈的壓痛硬結反應，於是在基本 D 點上施針。

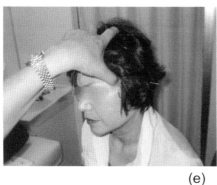

(e)

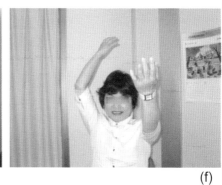

(f)

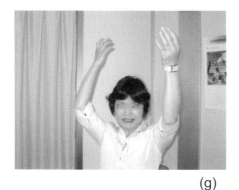

(g)

(e) 在 I- 刺激點區的腰椎點下針後，再度進行頸部診斷，腰椎點的壓痛硬結反應消失。

(f) 左上臂可以上舉了。

(g) 留針 20 分鐘後取針，疼痛完全消失。

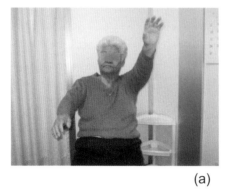
(a)

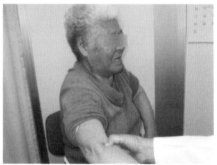
(b)

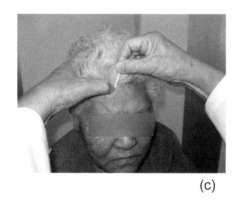
(c)

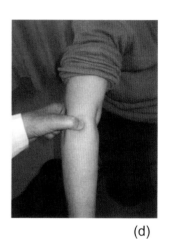
(d)

病例 38

(a) 82 歲女性，數月前因右側肩膀疼痛導致右上臂上舉困難。
(b) 根據上臂診斷，位在肱橈肌的頸椎診斷點有陽性反應。
(c) 在 YNSA 基本 A 點上施針。
(d) 肱橈肌上的壓痛感消失。

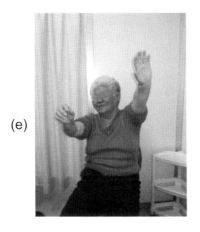

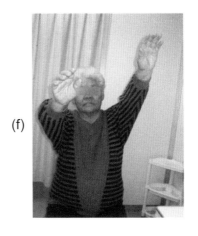

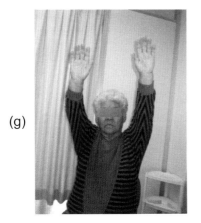

(e) 雖然肩膀疼痛感消失，但右上臂仍有緊繃感。

(f)(g) 回診時在頸部診斷上的腦點發現壓痛硬結反應，於是在頭皮上的腦點下針，此時所有的症狀才完全消失。

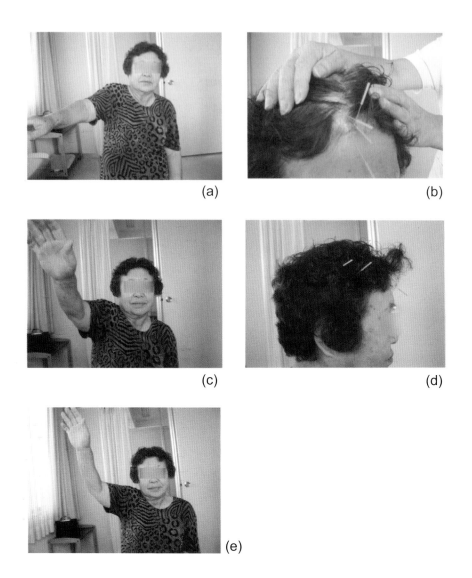

(a)

(b)

(c)

(d)

(e)

病例 39

(a) 68 歲女性，因右上臂上舉困難而前來就診。

(b) YNSA 頸部診斷後顯示頸椎點有陽性反應，在 YNSA 基本 A 點上施針，
但症狀並未緩解。

(c)(d)　再次進行 YNSA 頸部診斷，發現腎點有壓痛硬結反應，於是在腦神
經點中的嗅神經點，以及 I- 刺激點區的頸椎點上施針。

(e) 在顳側的肩部治療點，也就是 I 點上施針後，疼痛感消失。

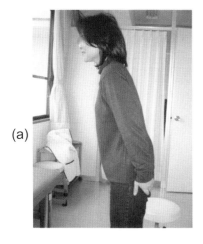

(a)

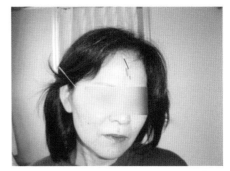

(b)

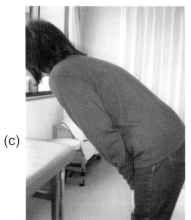

(c)

病例 40

(a) 55 歲女性，數週前因腰痛而向前彎曲困難。

(b) 根據 YNSA 頸部診斷的結果，在腎點（第一對腦神經點）、基本 A 點、C 點、D 點上施針。

(c) 雖然症狀緩解，但要完全能夠前彎還需要治療三次左右。

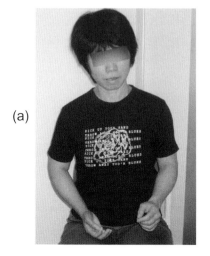

(a)

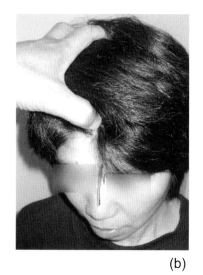

(b)

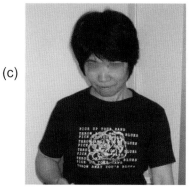

(c)

病例 41

(a) 45 歲女性，九年前因缺血性腦中風導致右半身不遂而前來就診。YNSA 頸部診斷後顯示腦點與腎點有壓痛硬結反應，因此在這兩點下針。

(b) 在腦點與腎點的治療點，也就是嗅神經點下針。

(c) 病患的上臂可以稍微活動。

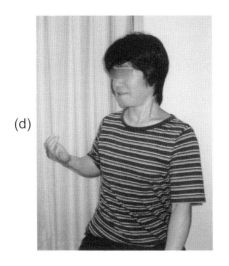

(d)

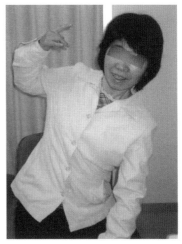

(e)

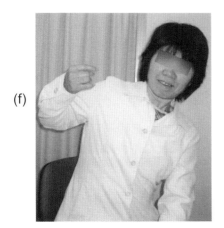

(f)

（d）（e）（f）　治療七個月後的狀態。癱瘓側肢體的運動能力逐漸恢復。

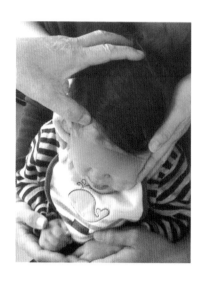

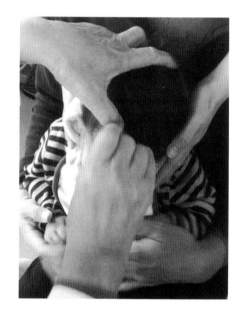

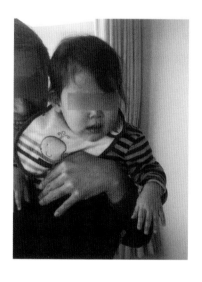

病例 42

3 歲女童,因為腦性麻痺導致吞嚥困
難、四肢癱瘓而無法步行。她每周前來
治療一次。

由於在小朋友身上進行頸部與腹部診斷
相對困難。因此在兩側大腦點與腦幹點
上扎入 ASP 針(可以置入皮下約一至
兩週的皮內針)。在兒童的 YNSA 腦
點上施針的話,很快就會顯現出良好的
療效。

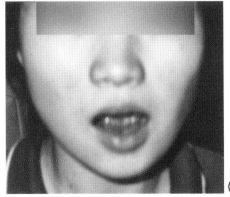

(a)

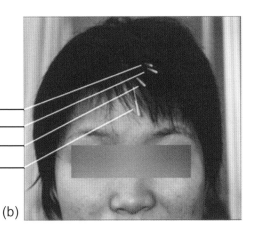

腦神經點 10 - 迷走神經 ——
腦神經點 9 - 舌咽神經 ——
腦神經點 4 - 滑車神經 ——
腦神經點 1 - 嗅神經 ——

(b)

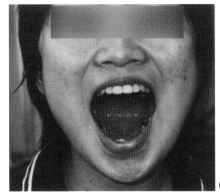

(c)

病例 43

(a) 15 歲女性，嘴巴只能稍微打
　　開到這種程度。

(b) 運用腦點中的腦神經點來治
　　療。

(c) 嘴巴張開的幅度增加。

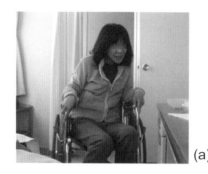
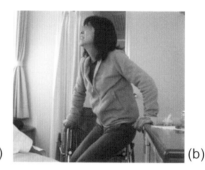

(a)

(b)

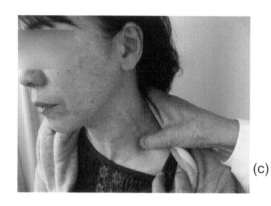

(c)

病例 44

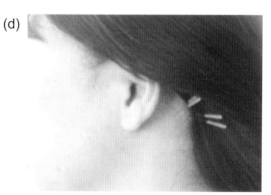

(d)

(a) (b) 因腰痛導致站立困難，
更別説是移動身體。

(c) 頸部診斷後顯示腰椎點有
陽性反應。

(d) 在 I- 刺激點區的腰點上施
針。

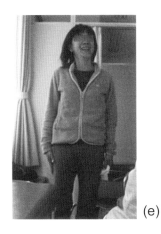
(e)

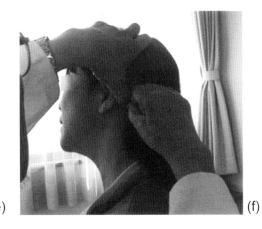
(f)

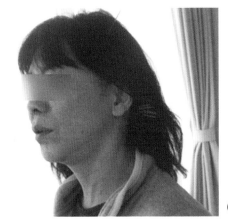
(g)

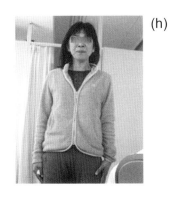

(h)

(e) 下針後病患馬上就可以自己站起來。

(f) (g) 病患覺得還有點不適感,因此尋找壓痛點後再次下針。

(h) 治療結束。

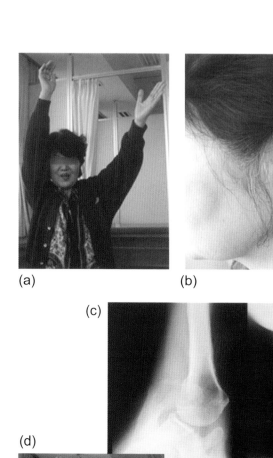

病例 45

(a) 72 歲女性，左上臂因肩關節疼痛導致上舉困難。

(b) 根據頸部診斷，在上臂、肩部，即頸椎點上施針。

(c) 病患有頸椎狹窄。

(d) 運用 I- 刺激點區治療後，左上臂已可以上舉。

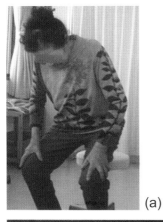
(a)

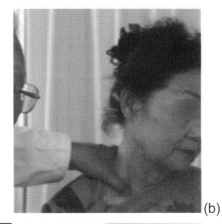
(b)

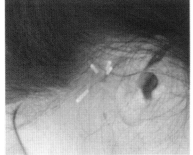
(c)

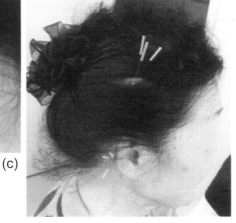
(d)

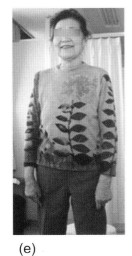
(e)

病例 46

(a) 84 歲女性。

(b) 頸部診斷後顯示腰椎點有陽性反應。

(c) 在 I- 刺激點區的腰點,以及膝關節點
（註：**G 點〔陽〕**）上施針治療。

(d) 在 I- 刺激點區的下肢點上施針治療。

(e) 治療後腰部與下肢疼痛消失。

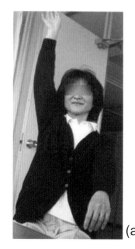

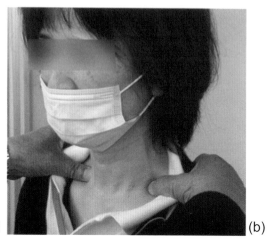

(a)

(b)

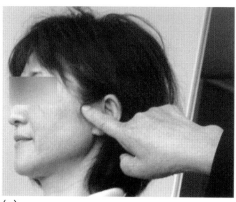

(c)

病例 47

45 歲女性，因交通事故導致左上臂上舉困難，頸部診斷的結果顯示頸椎點有陽性反應。

(a) 治療前左上臂的狀態。

(b) 在兩側頸部診斷後的結果，左側有陽性反應。

(c) 用食指在 I- 刺激點區的頸椎點上輕輕按壓。

(d) 按壓後左手就稍微可以上舉。

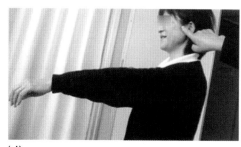

(d)

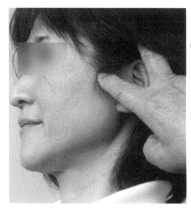 (e)

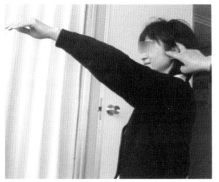 (f)

 (g)

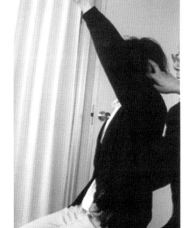 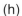 (h)

(e) 接著也在顳側肝臟點上按壓。

(f) 左上臂可以再多往上舉 30 度。

(g) 我用另一隻手在病患的鼠蹊部按壓
（註：即鏡像反射原理，上臂對應到下
肢）。

(h) 肩關節疼痛消失，並可完全上舉。

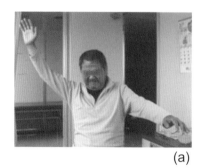

(a)

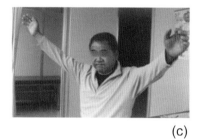

(c)

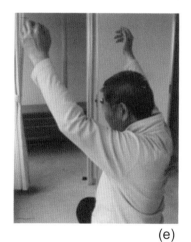

(e)

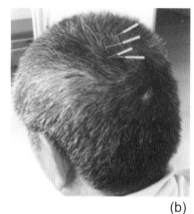

(b)

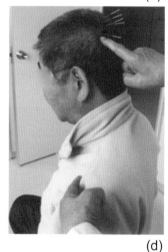

(d)

病例 48

(a) 60 歲男性，左側肩關節疼痛導致左肩上舉困難。

(b) 在顱後的矢狀線刺激點區中的上臂點上施針。

(c) 留針時的狀態。

(d) 接著在同一刺激點區中再找一個點按壓，病患疼痛緩解。

(e) 病患的疼痛消失，肩關節也可以自由活動。

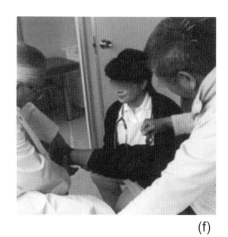

(f)

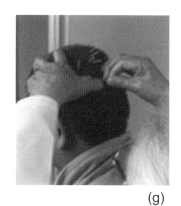

(g)

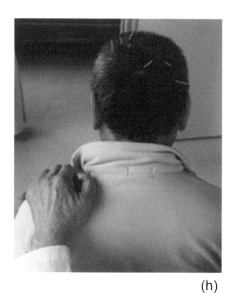

(h)

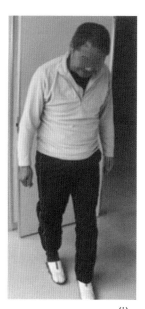

(i)

(f) 接著治療病患的下肢疼痛。

(g) (h) 在顳後下針治療。

(i) 下肢疼痛緩解。

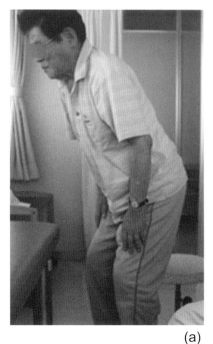

(a)

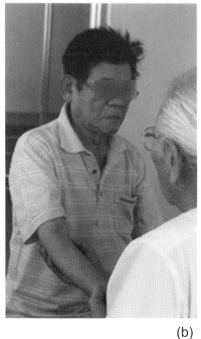

(b)

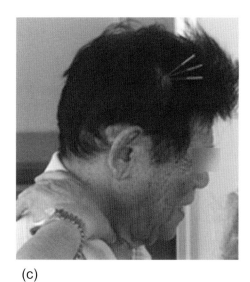

(c)

病例 49

73 歲男性，因長期腰痛而前來就診。

(a) 站立時腰痛症狀惡化。

(b) 上臂診斷後顯示腰點有陽性反應。

(c) 在 I- 刺激點區的腰點上施針後，接著用頸部診斷來檢查腰點是否有壓痛硬結反應。

(d)

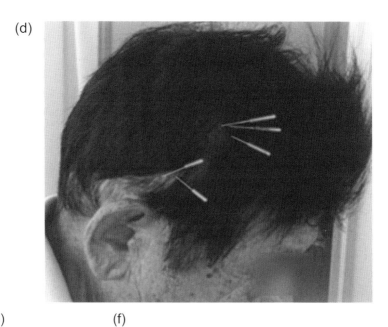

(e)　　　　(f)

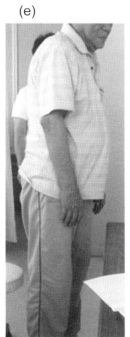 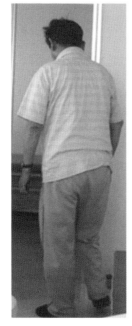

(d) 根據頸部診斷的結果，
接著在腰點上施針。

(e) 下針後病患就可以完全
站立。

(f) 也比較好走路了。

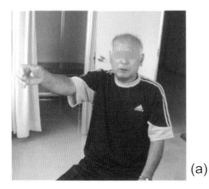
(a)

(b)

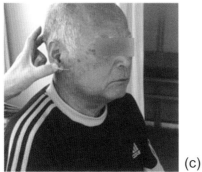
(c)

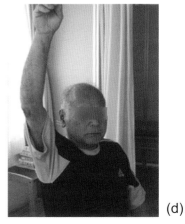
(d)

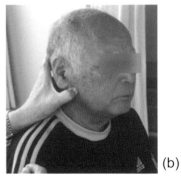
(e)

病例 50

(a) 70 歲男性，右側肩膀與上臂疼痛導致上舉困難。

(b) 在 I- 刺激點區的頸椎點上進行觸診後，確認有陽性反應。

(c) 下針。

(d) 接著在 I- 刺激點區的頸椎點上施針後，右上臂就可以上舉了。

(e) 治療結束後，頸部診斷均為陰性反應。（註：這邊的陰性反應應是壓痛點消失，而非有疼痛而無硬結的現象）

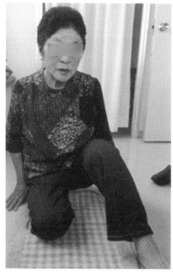

(a)

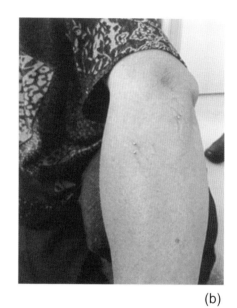

(b)

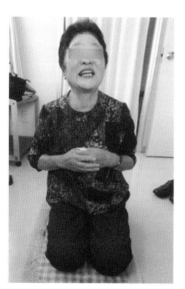

(c)

病例 51

(a) 73 歲女性，因長期左側膝蓋疼痛
　　導致無法跪坐。

(b) 在同側的肘關節上找到壓痛點後，
　　扎入 ASP 針（**註：鏡像反射原理**）。

(c) 扎針後，病患即可跪坐。

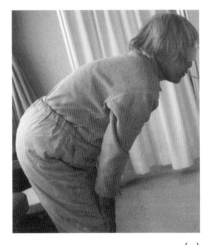

(a)

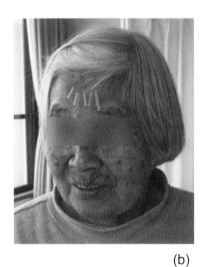

(b)

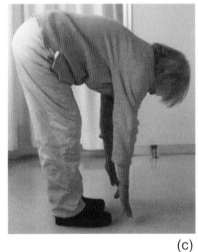

(c)

病例 52

(a) 70 歲女性，長期腰痛導致無法向前彎曲。

(b) 由於病患還有額前疼痛的症狀，因此在第一對腦神經點上施針。

(c) 病患馬上就可以彎腰了。

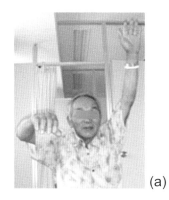

(a)

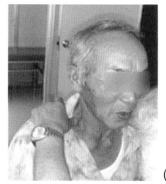

(b)

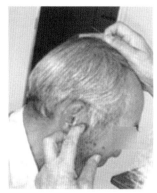

(c)

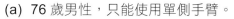

(d)

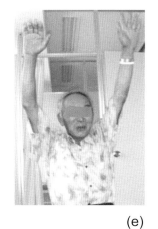

(e)

病例 53

(a) 76 歲男性，只能使用單側手臂。

(b) 頸部診斷後顯示右頸部的頸椎點有陽性
　　反應。

(c) (d) 在頸部點上觸診，找到有陽性反應
　　　　的刺激點並下針（**註：I- 刺激點區的頸
　　　　椎點**）。

(e) 下針後，右上臂就可以上舉。

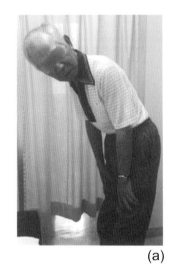
(a)

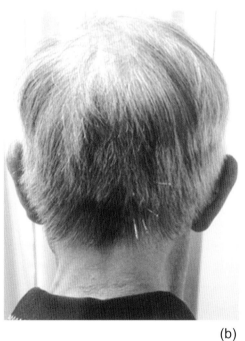
(b)

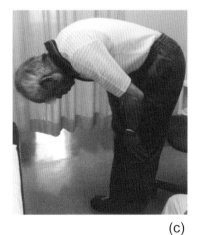
(c)

病例 54

(a) 78 歲男性，因腰痛導致向前彎曲
　　困難而前來就診。

(b) 在顳後側的下半身萬用點施針。

(c) 病患感覺疼痛消失，腰部也可向前
　　彎曲。

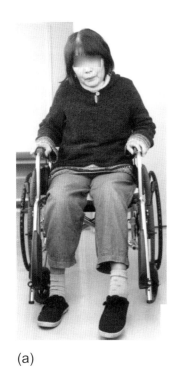

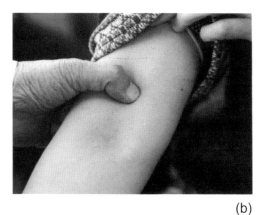

(b)

(a)

(c)

病例 55

55 歲女性，疑似罹患水俁病（**註：即汞中毒，最早在熊本縣發現**）導致雙側下肢癱瘓而前來就診。

(a) 四十五年前開始逐漸出現步行障礙，現在則完全無法走路。

(b) 在病患的肱二頭肌上腦診斷點中的腦幹點上觸診，找到陽性反應點。

(c) 在左右腦幹點上施針。

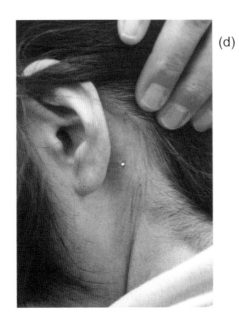

(d)

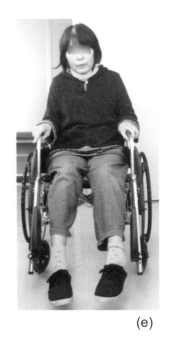

(e)

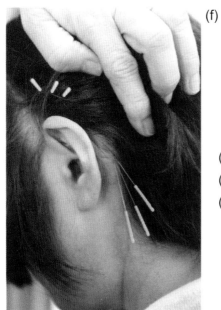

(f)

(d) 在耳後乳突上扎入 ASP 針。

(e) 扎針後雙側下肢就可以活動了。

(f) 接著在 I- 刺激點區的腰椎點與下肢點上施針。

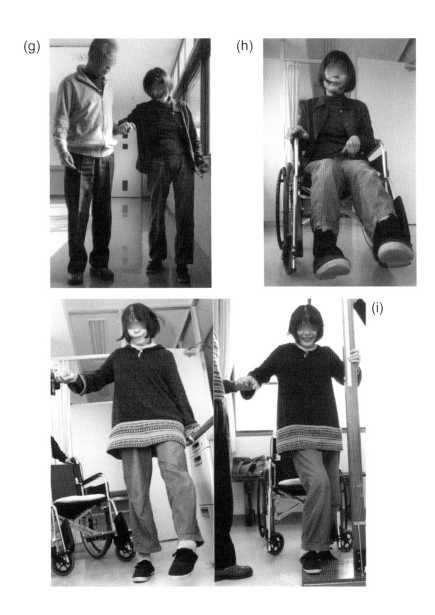

(g)　病患可以在輔助下行走。

(h)　在後續治療中，病患的下肢逐漸能夠抬得更高，效果也更加明顯。

(i)　之後病患可以站立，也能邁上臺階了。

第 11 章

有關多次發表的 YNSA 學術論文
與病歷報告

有關多次發表的 YNSA 學術論文與病歷報告

例如：

1.Toshikatsu Yamamoto MD, PhD Dr. Thomas Schockert, Dr Babak Boroojerdi.

Successful treatment of juvenile stroke using Yamamoto New Scalp Acupuncture (YNSA).（運用山元式新頭針療法（YNSA）治療兒童腦中風之成功案例。）

2.T. Schockert, B. Boroojrdi, T. Yamamoto and G. Schumpe.

Successful treatment of apoplexy with Yamamoto New Scalp Acupuncture (YNSA) an open prospective topographic controlled study.（運用山元式新頭針療法（YNSA）成功治療中風的開放式前瞻性病例對照研究。）

3. T. Schockerta, Schnicker Rb, Kastrau Fc, Boroojerdi Be, Yamamoto Td

Neural Correlates of Yamamoto New Scalp Acupuncture (YNSA).

During the treatment of hemiparesis- afMRI Case Report.（山元式新頭針療法（YNSA）的神經相關性—治療偏癱過程中有關功能性磁振造影之病例報告。）

4.T. Schockert, Juergen Arns.

Efficiacy of the YNSA Brain-Nerve-Points for pain of the locomotor system – an open prospective study.（運用 YNSA 腦神經點治療運動系統疼痛療效之開放式前瞻性研究。）

5.T. Schockert, Alexander Popp, Fritz Albert Popp, Regulation diagnostic of Dr. Fritz Albert Popp.

Diagnosis, Therapy and Progress control through objective messure methoed in acupuncture.

Hemiplegia treated with YNSA.（運用 YNSA 治療偏癱—通過客觀測量方法對針灸進行診斷、治療和進度控制。）

附錄

日本生理學會發表之論文

《頭皮針對男性正常和異常腿部舉重能力的影響》

註：本論文並無任何訂正，在此直接把 1991 年所發表的原文全部貼上

The effect of scalp acupuncture on weight-lifting power of normal and abnormal legs in man.

Toshikatsu Yamamoto

(Department of Physiology, Miyazaki Medical College, Miyazaki 889-16, Japan)

[1]The subject laid on a supine position was asked to perform the ankle dorsiflexion so as to raise a given weight suspended from a footboard on which the foot had been fixed. The work(W)done during weight-lifting task was expressed by W=L·X (kg·cm or 0.1joule) where L indicates the load (kg) and X (cm) , the distance of displacement of the load. To estimate the effectiveness of acupuncture, the maximal work done before needling was compared with the mean of two works, one obtained during, the other, 10 min after cessation of, the acupuncture. It was found that a leg with normal weight-lifting power showed no augmentation but a depression or an insignificant change in the maximal work following the acupuncture.

The mean amount of depression in 6 weight-lifting tasks was found to be 0.44 ± 0.66 (± SEM) joule. An increase in the maximal work was found only with the leg whose weight-lifting power had partially deteriorated; the mean amount of augmentation in 17 tasks was 0.27 ± 0.07 joule. Such an improvement of the leg muscle power was found in 7 (53.8 %) out of 13 series of experiments performed on 7 subjects with motor disorders.

Key words: acupuncture, ankle dorsiflexion, weight-lifting power, leg muscle, motor disorders

頭皮針對男性正常和異常腿部舉重能力的影響

山元敏勝

（宮崎醫科大學生理學研究所，〒 889-16，日本）

[1] 首先要求受試者採取仰臥位，以及讓足部以背屈的姿勢固定在踏板上，如此一來就可以在踏板上增加重量。舉重測試的單位以功（W）來計算，公式為 W=L*X（kg*cm 或 0.1 焦耳），其中 L 為質量（kg），X 為負重的位移距離（cm）。為了預估針灸療效，我們將扎針之前完成的最大作功與兩個作功的平均值進行了比較。第一個作功為受試者在接受扎針時所測試，另一個則為取針 10 分鐘後的測試。研究結果顯示，具有正常舉重能

力的腿在扎針後作功沒有增加，反倒是在最大作功上卻出現了降低或微不足道的變化。

在 6 次舉重測試中，平均降低量為 0.44±0.66（±SEM）焦耳。只有在舉重能力已部分下降的腿部發現其最大做功增加。而 17 項測試的平均增強量為 0.27±0.07 焦耳。在對 7 名運動障礙病患進行的 13 項系列的實驗當中，有 7 項（53.8%）顯示了病患的腿部肌肉力量增加。

關鍵詞：針灸、足踝背屈、舉重能力、腿部肌肉、運動障礙

作者針對其論文摘要之翻譯說明（P242※1）

為了判定運用頭針療法的療效，我們在 D 點上施針來治療從腰部到下肢有功能異常的病患，並採取量化的方式，來比較健康受試者與中樞性下肢運動障礙的受試者之間肌肉力量的差異。其量化方法為要求受試者運用小腿的肌肉，以背屈的姿勢重複向近端拉動懸掛在踏板上的負重，並紀錄頭針扎針前後的測定值。

運用下肢步行的肌肉（主要是脛前肌）來負重（X kg），並測量背屈拉動的距離（d cm），其肌肉的作功（W）為 X*d（kg*cm=0.1 焦耳）（**註：即物理學中功＝力 * 位移，但 1J=1N*1m, 1kg=9.8N, 若換算成 kg*cm 的話，則為 0.098J，在此四捨五入為 0.1J**）。負重以 0.5、1.5、2.5 以及 3.5kg 往上加，確定受試者的最大作功。

我們比較受試者的左右下肢肌肉之間的最大作功、下針前後的最大作功，同時也比較各種負重下，下針後／下針前的最大作功比率。其作功比率如果超出 ±20% 的範圍，且連續 2 個負重下都有同方向的增減的話，則判定為有效數據。

結果：健康受試者中 7 位受試者有 2 位（28.6%）在頭針治療後步行肌肉的力道平均下降 0.44 焦耳的作功，其他 5 位則無顯著差異。另一方面，癱瘓側肢體當中，在頭針治療後 13 位受試者中有 7 位（53.8%）其步行肌肉的力道平均增加了 0.26 焦耳的作功，剩下的則無顯著差異。

我們可以認定，頭針可以增加患側肌肉的運動神經元活動。

一、前言

　　針刺療法起源於中國，其原理在於運用細針刺激經絡上的穴位，以改善疾病的療法（12, 21）。這個療法可以緩解各種疾患所帶來的疼痛感（1-4, 6, 11, 12, 21），而針灸的止痛效果也可以用在外科手術上（10, 12, 21）。目前，有關止痛機轉的基礎科學研究也持續在發展中（9, 12, 16, 18, 23, 24）。另一方面，運動障礙病患的最大挑戰是如何迅速恢復損傷肌肉的功能。而醫生提供各種治療方法當中，針刺療法就是其中之一。在中國，已知前額有穴位可有效治療中樞性的運動障礙與感覺障礙，在前額上的穴位扎針就稱為頭針療法。

　　筆者（28-33）從十年前起就對頭針療法很有興趣，並且從許多臨床試驗中發現，在病患顳側頭部上扎針，可以有效改善肢體癱瘓。筆者致力於運用頭針療法治療更多病患。但是，為了使在顳側頭部上扎針的頭針療法的效用更加可信，首先必須以科學實驗證明其對骨骼肌肉系統的作用。在本實驗當中，我們運用生理學的技術，研究了顳側頭針療法與運動功能改善的關係並取得結果。

二、實驗方法

A. 頭針下針部位

　　當筆者運用針刺療法治療癱瘓病患的時候，我發現以正中線為基準，在正中線兩側的前額與顳部上的刺激點（28），可以止痛與改善四肢癱瘓（29-33）。由於這些刺激點與中國式頭皮針的穴位（32）並不相同，我將其命名為山元式頭針點的 A、B、C、D、E（圖一）。這些刺激點相對應的內臟以及適應症是由針刺深度來決定的，而其中 D 點能夠有效改善下肢的肌肉力量（29-33）。本研究中除了對照組外，所有受試者均有下肢運動機能障礙，因此在左右兩側頭部的 D 點扎針。針具則採用不鏽鋼針（8 號）：直徑 0.3mm，長度 5cm。在顳側扎針時，讓針尖進入皮下，並從鼻側朝向後方刺入。當針進入皮膚時，保持一定的深度，並讓針從皮下滑到特定部位後留針。特定部位是指在扎針前醫師從表皮上摸到病患感到壓痛或硬

結的位置，但是，即使沒有壓痛或硬結感，在扎針並將針滑入皮下時，病患有時也會感受到一股氣朝著針刺的方向或者患處發散，也就是「得氣」（12）的感覺。

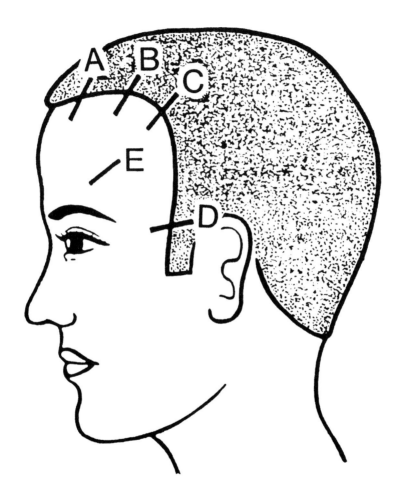

圖一　A〜E 點　作者（山元醫師）所介紹的新頭針療法刺激點。作者推薦運用 D 點來治療，尤其是擁有運動障礙的病患。

B. 肌力檢測

　　罹患運動神經疾病的病患們常會出現單側下肢的步行障礙，若雙側下肢均有步行障礙時，雙腳也會有行走能力上的差距。因此有必要對受試者的雙足進行肌力檢測。在本實驗中指示各受試者在頭針治療前、扎針中、以及取針後的各個時期，用雙足踝關節以背屈姿勢（dorsoflexion）拉動負重，並測定背屈的運動量以及背屈運動時下肢肌肉的作功。

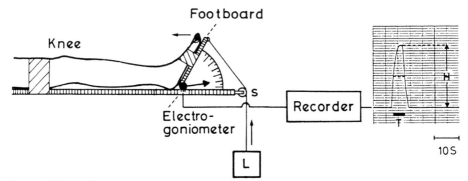

圖二、實驗方法
橫軸為踝關節背屈的方向，縱軸為負重的位移（**註：即作功**）。S 為輪軸。
有關圖片右側紀錄的說明，請參閱內文。

　　圖二是呈現測試方法中仰躺的受試者的單側下肢，大腿在膝蓋上方用皮帶固定在底板上。此時足底會和與電子角度測量計（Electrogoniometer）連動的踏板（Footboard）固定在一起，在踏板前端懸掛作為負重的沙袋（L）。負重以 1kg 為單位，但踏板本身就有 0.5kg 的重量，因此尚未加重量時踝關節就有 0.5kg 的負重。實驗當中負重分成 0.5、1.5、2.5、3.5kg 共四個階段，在每個階段中，受試者將聽從指導者的指示進行踝關節的運動。其作功的大小將會讓電子角度測量計中的電位產生變化，增幅後透過圖形記錄器（Recorder）在紙上描繪圖形。以圖二右側的記錄為例，波峰表示下肢肌肉收縮讓踝關節背屈後，讓下肢肌肉持續負重數秒鐘。波形的振幅以 H（mm）表示，而持續時間的一半以 T（sec）表示，踝關節運動量（Amount of movement）為 H・T。由於 T 在圖中也能看成距離單位（mm），因此 H・T 也可以表示圖中波峰的面積（mm^2）。踝關節的運動量取決於拉負重的下

肢肌肉，特別是取決於脛前肌的收縮力，也就是步行所用到的主要肌肉。

　　如果要測量下肢肌肉收縮所做的功（Muscle work），拉負重時踝關節背屈的角度就很重要。於是在實驗之前，我們讓受試者任意移動踏板的角度，所產生的電位變化記錄在記錄紙上，如圖三。接著製作圖三下方的座標圖用以校準，將實驗期間記錄屈曲運動的振幅（Height）換算成角度（Degree of flexion）。

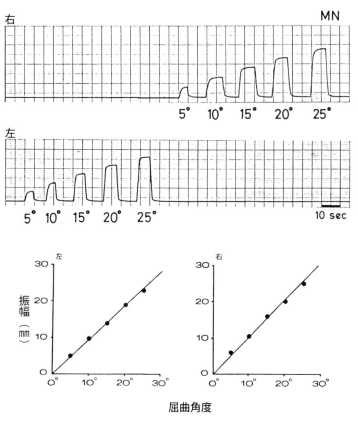

圖三　上面的記錄（右）顯示了 5 個波形的軌跡，從左到右分別是電子角度測量計輸出的右側踏板的 5 個運動位移，分別是 5°、10°、15°、20°、25°。下面的記錄（左）如上圖，但記錄的是左側踏板。右下和左下圖分別對應到上面的記錄表與下面的記錄表。而屈曲度（橫坐標）和電子角度測量計的輸出高度（縱坐標）則呈現線性關係。此關係圖則用於將位移距離轉換為足踝背屈的角度。

負重的位移必須從屈曲的角度來換算，因此我們將負重用細繩固定在踏板上（圖二），通過底板前端安裝的輪軸懸吊。

因此，受試者透過腳的背屈（←）將負重向上提起（↑），但在實際上測量了踏板的移動角度與負重的移動距離之間的關係後，我們發現每抬升 1 度，負重的平均移動距離為 0.28cm。也就是說，實驗中踝關節的背屈角度（ω°）與負重的移動距離（Xcm）之間的關係為

X=0.28×ω°（cm）

而此時負重若以 Lkg 為代號，肌肉的作功則為

L×X　kg・cm=0.1 joule（焦耳）

C. 運動障礙的程度

本實驗的實驗對象並非小腦萎縮症患者，而是因腦內出血等去大腦性損傷導致四肢運動障礙的病患。運動障礙的程度取決於腦部的損傷程度，距離發病時間越長，其肌肉萎縮與運動障礙則越明顯。表 1A 與 B 當中，則將障礙程度（Degree of disorders）分成 4 級，也就是分成無障礙（0 度）、輕微障礙 (1)、中度障礙 (2)、重度障礙 (3)。根據這個分類標準，各受試者在拉 1.5kg 的負重時，如果最大作功為 0.735 焦耳以上為 0 度；0.368 ～ 0.734 的範圍為 1 度；0 ～ 0.367 為 2 度；0 作功則為 3 度。以 1.5kg 的負重為基準的作功量，屬於健康者（A1 ～ 4）雙側下肢的數值，以及在同樣負重下，病患的健側肢體（B1 ～ 4 的左下肢與 B7 的右下肢）的數值總計（共 13 例）後的平均值（1.02 焦耳）再分成三等份。之所以不對 0.5kg 負重下的作功與障礙程度之間的關係作分類，是因為重量較輕時，障礙度分布都在 0 和 1，而在 2.5kg、3.5kg 牽拉實驗的作功下，負重越大，障礙度的分辨度就越大，如此才能達到分辨出重度障礙 (3) 的效果。

三、結果

A. 受試者與實驗內容

本實驗中的對照組為 4 位健康者（表 1A），實驗者為 7 位因中樞神經疾患導致癱瘓的病患。

表 1A　健康者

受試者編號	姓名	年齡	性別	日期	疾患嚴重程度		針灸刺激點
					右	左	
A1	NM	29	M	0903	0	0	-
A2	TN	26	M	0326	0	0	-
A3	SY	28	M	0806	0	0	L-D*
A4	TN	26	M	0319	0	0	R-D**

有關疾患的嚴重程度，請參考表 1B。
*：在左側 D 點上施針
**：在右側 D 點上施針

表 1A 中實驗編號 A1 與 A2 的受試者（NM 與 TN），並未接受頭針治療。他們接受的實驗如下：進行 4 個階段的牽拉實驗。每個階段增加 1kg 的負重，總共測試 3 次。每次測試間隔 10 分鐘。這個對照實驗，旨在研究重複屈曲運動對下肢肌肉牽拉能力的影響。而第一回、第二回與第三回的實驗，分別對應到實驗組中的負重實驗當中，在下針前、留針中和拔針後的狀況。另外，為了測定頭針是否對健康者的負重牽拉能力產生效果，我們分別在 A3 與 A4 受試者（SY 與 TN）的左側頭部 D 點（L-D）與右側頭部 D 點（R-D）上施針，並進行牽拉實驗。

表 1B 運動障礙者

受試者編號	姓名	年齡	性別	日期	疾患嚴重程度* 右	疾患嚴重程度* 左	針灸刺激點
B 1	TM	57	M	0306	1	0	L-D
B 2				0312	1	0	
B 3				0416	1	0	
B 4				0827	1	0	
B 5	MN	69	F	0312	3	3	R-D
B 6				0618	1	3	
B 7	TF	89	M	0319	0	3	
B 8	TE	28	F	0402	2	1	
B 9				0423	1	3	
B10	SN	58	M	0430	3	2	L-D
B11	ON	63	F	0528	3	3	
B12				0618	2	3	
B13	YK	48	M	0827	2	1	

＊：將雙足的疾患嚴重程度分成無障礙 (0)、輕微障礙 (1)、中度障礙 (2) 以及
重度障礙 (3)。而在負重之下（1.5kg），下肢肌肉負重所作的功分別對
應到大於 0.735、0.368 ～ 0.734、0 ～ 0.367，以及 0 焦耳。這些數字
的範圍是根據 8 位受試者其正常肢體的作功所訂定（A1 ～ 4、B1 ～ 4、
B7）。

　　表 1B（B1 ～ B13）的所有受試者都進行了在下針前、留針中和拔針
後的負重牽拉實驗。為了研究隨著時間的推移，頭針療法對病患步行肌肉
拉力的影響，受試者 TM 進行了 4 次（B1 ～ 4）；MN（B5 ～ 6）、TE（B8 ～
9）以及 ON（B11 ～ 12）各進行了 2 次的負重實驗，每次實驗間隔 1 ～ 23 週。

B. 踝關節運動量與下肢肌肉作功的關係

　　圖四為下針前 (a)、留針中 (b) 和拔針後 (c) 的各時期當中，對於健康受試者 SY（A3）的右下肢所進行的牽拉實驗之結果。

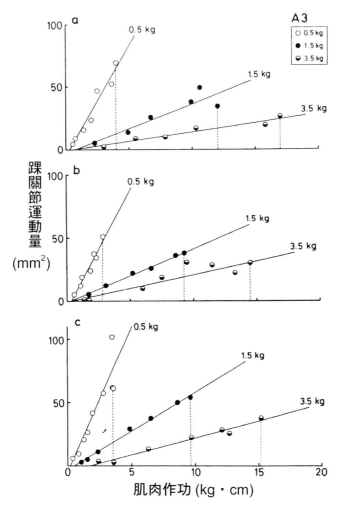

圖四　本圖為踝關節運動量與下肢肌肉作功的關係。對於健康受試者 (A3) 施行頭針的紀錄中，圖 (a) 為下針前、圖 (b) 為留針中、圖 (c) 則為拔針後。在圖 a、b、c 當中，三條迴歸直線均顯示三個負重實驗的結果為高度相關。每張圖中的三條垂直虛線表示要舉起 0.5、1.5 和 3.5kg 這三種重量所需要的最大肌肉作功。

圖中 a、b、c 均對應到數次牽拉 0.5、1.5 和 3.5 kg 負重時，在踝關節運動量（Amount of movement）和下肢肌肉作功（Muscle work）之間的關係當中，繪出三條迴歸直線。而迴歸直線的相關係數在 0.87 至 0.99 的範圍內。如表二所示，在健康受試者（Healthy）中，幾乎所有受試者當中，右腳（Right）和左腳（Left）的運動量與作功量呈現顯著差異，p 值 <0.05。

表二、在踝關節運動量和肌肉作功之間獲得顯著差異的機率

實驗	下肢	受試者數	相關係數	(Kg)			
				0.5	1.5	2.5	3.5
健康者	右	4	Cont	100%	100%	100%	100%
病患		10	Cont	80%	60%	50%	10%
健康者	左	4	Cont	100%	100%	75%	100%
病患		10	Cont	50%	40%	30%	20%

在所有受試者當中，有顯著差異的案例數佔總數的百分比，p 值 <0.05。

*: 對於健康受試者的其中兩位 (A1&2) 當中，其相關性採取第一系列的負重實驗結果，其餘兩位 (A3&4) 以及所有病患則採取針刺前的實驗結果。

　　圖五為步行障礙者（TM，B3）運用患側肢體（右）進行牽拉實驗的結果，並採取圖四的表示方法。對於這位受試者來說，0.5、1.5 以及 2.5kg 下所獲得的迴歸直線，其相關係數在 0.89 ～ 0.99 的範圍內。而其踝關節運動量與肌肉作功量有顯著相關，0.001<p 值 <0.01。但是，當負重為 3.5 kg 時，由於受試者只能將負重拉 1 ～ 2 次，因此無法取得迴歸直線。

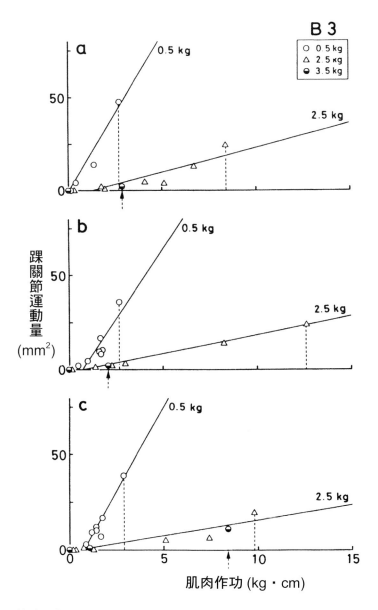

圖五　XY 軸的關係與圖四相同，但受試者為右下肢癱瘓的病患 (B3)。在每個圖中，兩條虛線所連到的點為在牽拉 0.5kg 以及 2.5kg 下的最大作功，如圖四所示。而虛線短箭頭（黑色）則表示在牽拉 3.5kg 下的最大作功。

同樣在其他受試者的情況之下，患側肢體可以承受的負重取決於其受損程度，因此，隨著負重的增加，在踝關節運動量與肌肉作功之間，高度正相關的線性關係比率會隨之降低（表二，病患）。因此，在每個負重下比較了頭針前後的迴歸直線斜率之後，我們無法確定頭針的效果。然而，圖四和圖五的各圖中均顯示了在最大負重下（垂直虛線和橫軸的交點）下肌肉完成的最大作功。在健康受試者的狀況下，負重與最大作功成正比。圖四表示下針前 (a) 採取 0.5、1.5 以及 3.5kg 的負重之下，所測出的最大作功為 4.0、12.1 以及 17kg・cm；留針中 (b) 則減少為 2.95、9.4 以及 14.6 kg・cm；拔針後 (c) 則為 3.6、9.6 以及 15.2 kg・cm，均接近對照值。圖五顯示在負重 0.5、2.5 以及 3.5kg 之下的最大作功（3.5kg 以短虛線箭頭表示），在下針前 (a) 為 2.7、8.4 以及 2.9 kg・cm；留針中 (b) 則為 2.7、12.6 以及 2.2 kg・cm；拔針後 (c) 則為 2.9、9.8 以及 8.4 kg・cm。也就是說，在負重 2.5kg 之下，留針中與拔針後牽拉的力量會增加；而負重在 0.5 以及 3.5kg 時均在拔針後牽拉的力量才增加。如此一來，測量肌肉作功的最大值時就不會受到步行障礙或負重量的限制，也可以判定頭針的效果並運用之。

　　在本實驗當中，頭針當中的牽拉實驗結束後會將針取出，10 分鐘後再次進行牽拉實驗。根據圖四、圖五，以及其他受試者的實驗結果，我們發現留針中與拔針後的測定數值顯示拔針後的頭針效果仍然能夠持續（12）。實際上，在圖五中以 1.5kg 的負重下，進行下針後 11 分鐘、18 分鐘、25 分鐘、35 分鐘後以及拔針後直接進行牽拉實驗測量最大作功。下針 11 分鐘後的右下肢的最大作功為 4.8 kg・cm，左下肢則為 10.3 kg・cm，之後測量留針中數值與拔針後的數值幾乎一致。因此，區分留針中和拔針後的肌肉作功是不切實際的，因此我們採用兩時期的最大作功平均值來判定頭針治療效果。運用以上方法來對每個對象進行實驗所獲得的結果，請參閱圖六至圖九。

C. 下肢肌肉的最大作功與負重之間的關係

　　圖六至圖九為 10 位受試者所進行並經過挑選後的 17 例實驗結果，左側的圖表為運用下肢肌肉牽拉負重（load）與最大作功（Max. work）之間的關係；右側的圖表則以左側數據中第一次測試的各負重下數據為對照值（第一次或下針前的最大作功），作為參考值的 100%，再把第二、三次，或是取針後的最大作功的數據除以第一次的結果後繪製成圖表。

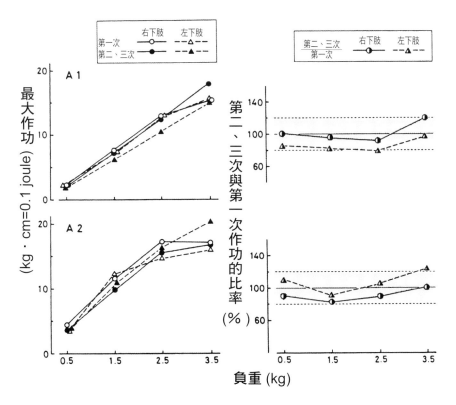

圖六　2 位健康受試者的對照組結果 (A1&2)。他們進行了一系列共三次的負重實驗，而且沒有接受頭針治療。左圖顯示了負重（橫軸）以及下肢最大肌肉作功（縱軸）之間的關係。○與 △ 為第一次試驗當中雙足的測試結果；而●與▲則為第二、三次雙足作功的平均值。右圖中的數字均根據左圖而來，其數據為第二、三次雙足作功的平均後除以第一次對照值（100%）的比率，如縱軸，橫軸則為負重。右圖中半黑圓與半黑三角則顯示雙足作功的比率。

圖六的 A1 與 A2 為並未接受頭針治療的健康受試者，在第一次的牽拉
實驗系列當中，各負重下的最大作功以○與 △ 的折線表示、第二次與第三
次實驗系列的作功平均值則以●與▲的折線表示；此外，左下肢以三角形
與虛線表示，右下肢以圓形與實線表示。左排上下（A1&2）圖顯示，在第
一次的牽拉實驗當中，肌肉的最大作功與負重增加呈線性關係，當負重增
加到 3.5kg 時，左排上下兩圖中的右下肢作功均稍微減少，而斜率稍微降
低。但是在第二、三次的牽拉實驗平均值中，與第一次實驗的對照值相比，
並沒有顯著的差異。

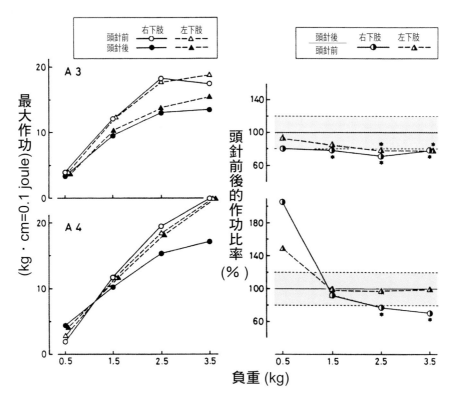

圖七　兩位健康受試者的實驗結果（A3&4）。與圖六相同，他們接受一樣的牽拉
測試，但兩位均有接受顳側頭針。左圖的符號均與圖六一致，但空心的符號表示下
針前的測試，而塗黑的符號則為施針中與拔針後數值的平均值。右排兩圖為下針前
後的比率，而半填滿的圓形與三角形表示下針前後的比率，此處亦與圖六相同。在
右圖中或者之後的圖片均會顯示星號，星號代表著負重下的最大作功顯著上升或下
降。

　　我們將前者（第二與第三次的平均值）與後者（第一次）在負重下的測量值比率（Ratio of 2nd・3rd work to 1st，%）繪製於右圖中。而左右下肢在第一次與後續測試的結果差異約在 ±20% 的範圍內（網格）。

　　圖七為健康受試者的 A3 與 A4（SY 與 TN），接受頭針治療後的結果。與圖六不同的是，在頭針治療後，A3 的雙側下肢以及 A4 的右下肢其最大作功比起頭針前有明顯減少（左圖），而作功比率（右排圖，Ratio of work after to before acup. %）也有超過 20% 的下降。其中 A3 在 1.5kg 以上，A4 在 2.5kg 與 3.5kg 的測試中連續出現此現象。相對來說，A4 的左下肢並未受到頭針影響（三角形），在 1.5kg、2.5 kg 與 3.5 kg 時負重的變化率與圖六（A1&2）的作功量比率相同，均在 20% 以內。而 0.5kg 狀況下超過了 40%（註：下針後的作功）。右下肢（圓形）在 0.5kg 狀況下甚至達到 205% 的增幅。因此我們認定，在負重愈輕的時候，這種現象愈容易發生。因此，在本實驗當中，我們可以判斷為在一定的負重下，不連續的作功變化或作功比率，不能判定為頭針的效果，而頭針是否增強或抑制下肢肌肉的最大作功判定方法如下：①在兩個以上的連續負重牽拉實驗中，作功朝著一定的方向增加或減少，或者②變化程度超過了對照值（＊）的 20%。

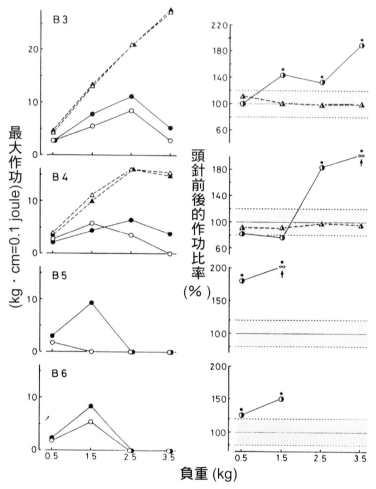

圖八 兩位病患的受試結果。一位病患（B3&4）接受了四個月的頭針治療，另一位（B5&6）則接受了三個月的頭針治療。左右側的所有圖表內關係與比率均與圖七相同。

　　圖八與九為步行障礙者接受實驗所獲得的結果。圖八中 B3 為左下肢（三角形與虛線）的最大作功與負重關係，而兩者呈現線性關係增加。在頭針前（△）後（▲）之間幾乎沒有差異，與圖六中健側肢體的測試結果相似。B3 在右圖中顯示頭針前後的作功比率的變化在20%以內。相對來說，

患側右下肢的作功量與負重在 1.5kg、2.5 kg，以及 3.5kg 時，不論左右圖中均顯示，左圖中頭針後（●）比頭針前（○）的數值大，右排作功比率的圖中也有顯著增加（*，20% 以上）。也就是說，我們可以判定頭針對於患側肢體的牽拉力量有增加的效果。B4 與 B3 均為同一位受試者的實驗數據，但 B4 是在病患接受四個月的頭針治療後進行牽拉實驗的結果。

　　健側肢體（三角形與虛線）與患側肢體（圓形與實線）中肌肉的最大作功在各負重下均比 B3 來得少，而頭針效果也僅在 2.5 kg 與 3.5kg 的負重下能夠看得出來。圖八中，B5 與 B6 的圖為同一受試者（MN）的測試結果。由於這位受試者的左下肢完全沒有牽拉能力，我們只能繪出右下肢（圓形與實線）的牽拉實驗結果。從左右圖來看，第一次實驗時（B5）的頭針效果比三個月後（B6）來得大。此外，負重 0.5kg 下，雖然測試結果差距較小，但作功比率則顯示出有顯著的差異（20% 以上）。

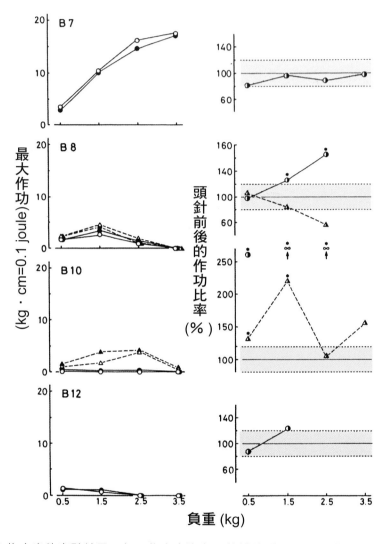

圖九　4 位病患的實驗結果。每一位病患均在頭針前後進行牽拉實驗。所有圖表內關係與比率均與圖七相同。

　　圖九中的圖表為 4 位受試者的實驗結果。而我們判斷 B7 與 B12 為頭針治療無效的受試者。B7 的左下肢完全癱瘓，因此採用右下肢（圓形與實線）的作功—負重關係來測試。而其結果如同 A1 ～ 4 以及 B3 與 B4 的圖表，而作功比率（右排）也在 ±20% 範圍內，因此判定頭針治療無效。B12 的左下肢完全癱瘓，右下肢（圓形與實線）也幾乎無法活動，因此無法顯現出頭針治療的變化。相對來說，B8 與 B10 的雙側下肢均有障礙，B8 在 1.5kg 負重下，以及 B10 在 2.5 kg 負重下均有一個高峰，但負重繼續增加以後，最大作功就減少了。

　　雖然在頭針前後的測量值似乎沒有明顯差異，但是在顯示作功比率的右圖中，B8 在 1.5 kg 與 2.5 kg，B10 在 0.5 kg 與 1.5 kg 時，兩者均有 20 % 以上的增幅，因此我們可以判定頭針效果存在。由於 B10 的右下肢有嚴重障礙，在頭針治療前的牽拉實驗當中，受試者無法拉動 0.5kg 以上的負重，但在頭針治療後，1.5kg 與 2.5kg 的負重就能夠稍微拉動，因此右圖中的作功比率顯示為無限大（∞）。以 B8 或 B10 的情況來說，頭針治療雖然只能稍微增加下肢作功量，但對於幾乎無法活動而感到絕望的病患來說，可以給他們帶來一些希望。

　　在本實驗的判定標準之下，我們將 9 位受試者（表 3A 中的 A3 與 A4、表 3B 中的 B3 ～ B6、B8 ～ B10）在頭針效果下所進行的負重牽拉時，作功量的減少（-）或增加（+）的數據，整理成表 3A 和 3B。

表 3A 頭針對健側肢體的牽拉力量之有效性

實驗編號	負重(Kg)	右下肢		左下肢	
		障礙程度	作功最大遞減、焦耳 (%)	障礙程度	作功最大遞減、焦耳 (%)
A3	1.5	0	-0.26 (21.4%)	0	*
	2.5		-0.52 (28.6%)		-0.41 (22.8%)
	3.5		*		-0.38 (20.1%)
A4	2.5	0	-0.41 (21.1%)	0	*
	3.5		-0.67 (28.3%)		*

實驗編號與 D.D.（Degree of disorders，障礙程度）對應到表 1A 的項目。
＊：針刺療效不顯著。
－：針刺後的最大作功下降。

根據表 3A 顯示，對 2 位健康受試者施行頭針療法時，A3 的左右下肢，以及 A4 的右下肢作功很明顯地被頭針所抑制；總共 6 個負重牽拉實驗當中，肌肉作功量的平均值（±SEM）（註：**SEM，standard error of mean，標準誤差**）為 0.44（±0.06）焦耳。另一方面，A4 的左下肢與肌力幾乎正常的運動障礙者 B1 ～ B4 以及 B7 的左下肢肌肉作功均不受到頭針效果的影響。因此我們可以判定對於運動功能正常的下肢來說，頭針療法為無效或者抑制肌力。相對來說，針對運動障礙者進行的 13 例牽拉實驗系列（表 1B）當中，其中 7 例中的 17 個負重（表 3B）當中，頭針療法能夠增加肌肉作功量，且平均值（±SEM）為 0.27（±0.07）焦耳。

剩下的 6 例（B12、7、11 ～ 13）的肌肉作功量並未受到頭針的影響。

表 3B 頭針對患側肢體的牽拉力量之有效性

實驗編號	負重(Kg)	右下肢		左下肢	
		障礙程度	最大作功遞增、焦耳 (%)	障礙程度	最大作功遞增、焦耳 (%)
B3	1.5	1	+0.25 (45.1%)	0	*
	2.5		+0.27 (32.4%)		*
	3.5		+0.24 (83.0%)		*
B4	2.5	1	+0.29 (83.1%)	0	*
	3.5		+0.39 (infinity)		*
B5	0.5	3	+0.14 (80.0%)	3	*
	1.5		+0.93 (infinity)		*
B6	0.5	1	+0.05 (26.5%)	3	*
	1.5		+0.28 (50.0%)		*
B8	1.5	2	+0.07 (26.4%)	1	*
	2.5		+0.06 (65.9%)		*
B9	0.5	1	*	3	+0.27 (infinity)
	1.5		*		+0.69 (infinity)
	2.5		*		+0.64 (infinity)
B10	0.5	3	+0.3 (161.1%)	2	+0.04 (33.3%)
	1.5		+0.2 (infinity)		+0.21 (110.1%)
	2.5		+0.3 (infinity)		*

有關各項目的說明，請參閱表 1B 與 4A。

＋：針刺後所增加的最大作功。

＊：有關星號請參閱表 3A 的註解。

　　有關頭針部位與頭針效果之間的關係，針刺在左側頭部（L-D、表 1A 與 1B）時，會對雙下肢（A3 和 B10）或右側（B3 和 B4）產生效果；如果在右側頭部（R-D）下針，則會對左側（B9）或右側（A4、B5、B6、B8）下肢產生效果。因此我們發現，頭針療效不單只作用在下針處的對側肢體上。

四、討論

　　適用於本實驗結果的頭針效果之標準當中的其中一個，為頭針治療後的最大肌肉作功超過了下針前對照值的 20%。定義這個數值的根據來自以下三個原因：①未經頭針治療的健康受試者，進行反覆牽拉實驗的系列之後（圖六，A1 與 A2），各個負重與作功比率均在 20% 以內；②接受頭針治療的健康受試者（圖七，A3 與 A4）當中，其中被認為頭針治療無效的實驗案例（A4，左側肢體）的狀況來說，連續三個負重當中的作功比率均在 20% 以內，以及③運動障礙者但擁有正常肌力的健側肢體（B1 ～ B4、B7）的最大肌肉作功在頭針前後只在 ±20% 的變化之內。第二個判定標準在於作功比率超過 ±20%，且連續至少 2 個負重牽拉實驗當中均為同方向增加（+）或減少（-）。之所以設立這個判定標準的理由在於健側肢體（圖六的 A6- 左、圖七的 A4- 左右）與患側肢體（B1- 左、B2- 左、B11- 右、圖九的 B8- 左、B9- 右、B12- 右、B13- 右）均在一系列的牽拉實驗當中，單一負重的作功比也超過 ±20%，在這些案例當中，由於我們無法確定頭針療效，因此必須從有效病例當中排除。此外，下針前無法活動的患肢（作功量 0），但下針後患肢稍可移動的狀況來說，兩者的作功比為無限大（∞）的情況來說（B4- 右、B5- 右、B9- 左、B10- 右），如果只有在單一負重下產生這樣的狀況，一樣被認定為頭針治療無效。

　　本實驗當中 7 位運動障礙者所進行的 13 例牽拉實驗結果，7 個實驗案例（表 3B、B3 ～ B6 與 B8 ～ B10）可以判斷為頭針治療對於患側肢體的肌力改善是有效的。在病患為隨機挑選之下，有效率為 53.8%。我們也制定了明確的排除標準，並篩選掉一些頭針治療有效的案例後，顯示出頭針對於運動障礙治療有效。因此，本療法是可以被運用來治療病患的。

在病因發生之後，肌肉癱瘓導致病患需要長時間接受下肢功能的恢復訓練（註：即復健），但本研究中的病例數並不足以證實在此過程中，何時是頭針治療介入的最好時機。目前對於距離發病時間較長，且肌肉癱瘓與嚴重肌肉萎縮的病患來說，用頭針改善肌肉力量的效果不大。

根據中村與齋藤氏（17），步行所需要的肌肉至少有 8 條，而在步態週期與其中的站立期與擺盪期當中，脛前肌與背肌是主要活動的肌肉。而本實驗結果當中所測定的肌力大部分都來自於脛前肌的收縮（表 3A 與 3B）。用當前的神經生理學知識來推斷，頭針可以修飾脊髓的運動神經元活性。進而支配脛前肌產生屈肌的運動。頭針對於擁有正常的負重牽拉力（脛前肌收縮力）的下肢來說是無效或有抑制效果的，此時我們可以討論有關脊髓的運動神經元運作。首先正常的下肢神經，其皮質的運動神經元活化主要是依賴錐體束（註：又稱皮質脊髓路徑）傳遞到腰椎（L4～L5）間的神經元和 alpha 運動神經元，這會讓脛前肌收縮並將負重上舉。另一方面，在頭皮上扎針後，感覺神經所傳入的訊息通過視丘中的內側膝狀體的感覺神經元，並刺激大腦皮質感覺區中的特定神經元，同時也通過視丘的板內側核和網狀結構的神經元，以非特定的方式刺激多種皮質神經（19）。根據以上所推論的結果，假設腦幹網狀結構的伸肌神經元促進與抑制系統之間的平衡崩潰，並且前者的功能為主導的話，則藉由腰椎中的 gamma 神經元刺激下肢的伸肌，也就是腓腸肌的運動神經元，並抑制屈肌，也就是脛前肌的運動神經元。在正常肢體的狀況下，抑制效果愈強，則負重的牽拉力很明顯會愈低（表 3A）；即使抑制效果減弱，肌力也不會增加。此外，頭針不會抑制、增強或影響運動障礙者的脛前肌收縮力（表 3B）。本實驗中的運動障礙者並沒有小腦萎縮症，均為腦內出血等去大腦性損傷所導致的痙攣與癱瘓等症狀。因此，受試者的腓腸肌並非受到小腦性的 alpha rigidity（註：僵直）所刺激，而是受到腦幹網狀結構的 gamma rigidity 所刺激。所以我們可以推論，腓腸肌的拮抗肌，也就是脛前肌的收縮力受到抑制。在這種狀態下進行頭針治療的話，與健康受試者相反，腦幹網狀結構中抑制伸肌的功能已經是主導的話，腓腸肌的 gamma rigidity 會減緩，相對地作用在脛前肌的運動神經元會活化。也就是說，頭針不論是對健側肢體或患側肢體，對於腦幹網狀結構都會產生重要的影響。即使有這種推測，仍

然存在的問題是，影響脛前肌運動神經元的感覺神經訊息必須來自顱側的 D 點。雖然以現在的神經學知識（註：西元 1991 年）來說，我們尚無法解答這個問題，但以上疑問（註：上文中的 D 點治療）是否能讓我們對本實驗結果更有信心呢？

　　同樣在十幾年前，針灸療法中有關針刺可以抑制痛覺神經也存在著類似的問題。當時，根據臨床經驗，已知具有止痛作用的針灸療法，被認為超出了西方醫學的理解範圍，因此很少受到重視。但是在西元 1974 年時，Kaada etal.（12）的調查團隊前往中國參觀針灸療法、針灸麻醉的現況並報告以後，有關針灸對於感覺神經系統，特別是疼痛影響心理物理學（2、4）、藥理學（15、22），以及神經生理學（1、3、6、9、11、18）的研究，已經在人與動物當中有很大的進展。此外，有關疼痛控制（8、13、14、16、25）以及內啡肽（22、26、27）的產生與其作用的知識也逐漸增加，隨之人們對針刺機轉的理解也大幅增加。然而，我們目前對神經科學的知識尚不完善，與其拘泥在尚未理解的範圍內研究針灸對於骨骼肌肉系統的促進與抑制機轉，不如從科學的角度認同本研究中獲得的結果，並評估頭針的實用效果才是最重要的。

五、邀約

　　本實驗選擇了 4 位健康受試者以及 7 位步行障礙者。其中 2 位健康受試者與 7 位步行障礙者均接受頭針，並在頭針前後比較其負重牽拉的力量。一個牽拉實驗當中負重有 0.5kg、1.5 kg、2.5 kg，以及 3.5 kg 的連續變化，並在各負重下讓踝關節背屈並上舉從最小到最大的負重。根據踝關節的背屈運動，用作功量（joule，焦耳），即負重（kg）乘以位移（cm）來代表下肢肌肉的牽拉力量（肌力）。

　　對於頭針來說，①連續兩個以上的負重牽拉實驗系列當中，肌肉的最大作功均為同方向增減、②增減的程度超過對照值的 ±20%，我們可以判定頭針是有效的。

（1）健康受試者的兩側、步行障礙者的單側下肢負重牽拉力（肌力）為正常時，頭針對於雙側或單側下肢的肌力有抑制效果（A3 左右、A4 右）、或者沒有影響（B1～B4、B7）。受抑制的 2 位健康受試者進行了左右共四次的負重牽拉實驗系列，其中三個系列共 6 個負重當中，頭針後的肌肉作功量減少了 0.26～0.67 焦耳（平均值 ±SEM 為 0.44±0.06 焦耳）

（2）受試者中的運動障礙者所進行的 13 例實驗當中，有 7 例為頭針增強患側肢體的肌力（53.8%、B3～B6 與 B8～B10），剩下 6 例為無效。增強的 7 個牽拉實驗系列共 17 個負重當中，肌肉作功量增加了 0.02～0.93 焦耳（平均值 ±SEM 為 0.27±0.07 焦耳）。

（3）患側肢體的肌力會因疾病的嚴重度以及發病經過而有所差異。若肌力保存地愈多，頭針所改善的肌肉效果就愈顯著。

致謝

我要感謝盡力指導本研究以及校閱論文的石河延貞教授。也要對在論文原稿中協助打字的瀨戶山 澄先生，以及協助製作圖表的壱岐 久美子女士致上最深刻的謝意。

參考文獻

1) Andersson,S.A., Ericson,T., Holmgren,E. & Lindquist,G.(1973) Electro-acupuncture: effect on pain threshold measured with electrical stimulation of teeth, Brain Res., 63, 393-396.

2) Chapman,C.R.(1975) Psychophysical evaluation of acupunctural analgesia: some issues and considerations, Anesthesiology, 43, 501-506.

3) Chiang cheu-yu, Chang Ching-tasi, Chu Hsiu-ling & Yang Lian-fang(1973) Peripheral afferent pathway for acupuncture analgesia, Sci.Sinica, 16, 210-217.

4) Clark,W.C., Yang,J.C. & Hall,W.(1975) Acupuncture, pain and signal detection theory, Science, 189, 66-68.

5) Carew,T.J.(1981) Descending control of spinal circuits. In Kandel,E.R. & Schwartz,J.H. Principles of Neural Science, Part IV, Elsevier, New York, 312-322.

6) Croze,S., Antonetti,C. & Dulaux,R.(1976) Changes in burning pain threshold induced by acupuncture in man, Brain Res., 104, 335-340.

7) Ghez,C.(1981) Cortical control of voluntary movement, In Kandel,E.R. & Schwartz,J.H. Principles of Neural Science, Part IV, Elsevier, New York, 323-333.

8) Hosobuchi,Y., Adams,J.E. & Linchitz,R.(1977) Pain relief by electrical stimulation of the central gray matter in humans and its reversal by naloxone, Science, 197, 183-186.

9) Ichioka,M.(1982) Neurophysiology of electroacupuncture analgesia in rats, Univ. of Tokyo Press, Tokyo, 1-73.

10) 池園悦太郎 (1975) 針麻酔に関する研究の概要, 克誠堂, 東京, 115-128.

11) Ishiko,N., Yamamoto,T., Murayama,N. & Hanamori,T.(1978) Electroacupuncture: current strength-duration relationship for initiation of hypesthesia in man, Neurosci. Lett., 8, 273-276.

12) Kaada,B., Hoel,E., Leseth,K., Nygaard-ϕstby,B., Setekleiv, J. & Stovner,J.(1974) Acupuncture analgesia in the Peopele's Republic of China, T.norske Laegeforen, 94: 417-442.

13) Liebeskind,J.C., Guilbaud,G., Besson,J-M. & Oliveras,J-L.(1973) Analgesia from electrical stimulation of the periaqueductal gray matter in the cat: behavioral observations and inhibitory effects on spinal cord interneurons, Brain Res., 50, 441-446.

14) Mayer,D.J., Wolfle,T.L., Akil,H., Carder,B. & Liebeskind,J.C. (1971) Analgesia from electrical stimulation in the brainstem of the rat, Science, 174, 1351-1354.

15) Mayer,J.D., Price,D.D. & Rafii,A.(1977) Antagonism of acupuncture analgesia in man by the narcotic antagonist naloxone, Brain Res., 121, 368-372.

16) Melzack,R. & Wall,P.D.(1965) Pain mechanisms: a new theory, Science, 150, 971-979.

17) 中村隆一 , 斎藤　宏 (1981) 基礎運動学 , 医歯薬出版 , 東京 , 295-312.

18) Peking Acupuncture Anaesthesia Coordinating Group,(1971) Preliminary study on the mechanism of acupuncture anaesthesia, Sci.Sinica, 16, 447-456.

19) Ruch,T.C.(1976) Neural basis of somatic sensation, In Ruch,T. & Patton,H.D. Physiology and Biophysics; The Brain and Neural Function, 20th Edition, Saunders, Philadelphia, 201-271.

20) Samlert,V.H.(1985) Kommentar zur Arbeit von Yamamoto "Neue Schädelakupunktur", Der Akupunkturarzt-Aurikulotherapeut, 5: 138.

21) 上海中医学院編 (1974) 井垣清明 , 池上正治 , 浅川　要 , 村岡　潔共訳 , 針灸学 , 刊々堂出版社 , 1-846.

22) Sjölund,B., Terenius,L. & Eriksson,M.(1977) Increased cerebrospinal fluid leels of endorphins after electro-acupuncture, Acta physiol.scand., 100, 382-384.

23) 高木健太郎 (1977) ハリ麻酔とそのメカニズム , 中山書店 , 東京 , 307-329.

24) 武重千冬編 (1986) 動物実験による針の鎮痛発現機序に関する研究 , 創文社 , 東京 , 1-359.

25) Wall,P.D. & Sweet,W.H.(1967) Temporary abolition of pain in man, Science, 155, 108-109.

26) Watson,S.T., Khachaturian,H., Akil,H., Coy,D.H. & Goldstein, A.(1982) Comparison of the distribution of dynorphin systems and enkephalin systems in brain, Science, 218, 1134-1136.

27) Watkins,L.R. & Mayer,D.J.(1982) Organization of endogenous opiate and nonopiate pain control systems, Science, 216, 1185-1192.

28) 山元敏勝 (1975) 頭針について，日良自律誌，20, 111.

29) 山元敏勝，吉峰国義 (1977) 頭針と良導絡測定，日良自律誌，22, 160-162.

30) 山元敏勝 (1980) 新しい頭針治療のその後，日良自律誌，25, 102-103.

31) Yamamoto,T.(1985) Neue Schädelakupunktur, Der Akupunkturarzt-Aurikulotherapeut, 5, 131-137.

32) Yamamoto,T.(1985) Neue japanische Schädelakupunktur, Chunjo-Verlag, Freiburg(Germany), 1-30.

33) 山元敏勝 (1986) 新しい頭針療法と其の後 (その 2), 日良自律誌，31, 242-248.

國家圖書館出版品預行編目資料

YNSA山元式新頭針療法：真人圖解刺激點施針教
科書！/山元敏勝著；高資承譯.
-- 初版. -- 臺中市：晨星，2020.12
　　面；　公分. --（健康百科；49）

譯自：山元式新頭針療法

ISBN 978-986-5529-74-1（精裝）

1.針灸

413.91　　　　　　　　　　　　　　　　109015319

健康百科 49

YNSA 山元式新頭針療法：
真人圖解刺激點施針教科書！

作者	山元 敏勝
譯者	高資承
主編	莊雅琦
編輯	邱韻臻
美術排版	曾麗香
封面設計	Betty Cheng
創辦人	陳銘民
發行所	晨星出版有限公司
	台中市西屯區工業30路1號1樓
	TEL：(04)2359-5820　FAX：(04)2355-0581
	行政院新聞局局版台業字第2500號
法律顧問	陳思成律師
初版	西元2020年12月15日
二版	西元2022年03月02日
讀者服務專線	TEL：（02）23672044 /（04）23595819#212
讀者傳真專線	FAX：（02）23635741 /（04）23595493
讀者專用信箱	service @morningstar.com.tw
網路書店	http://www.morningstar.com.tw
郵政劃撥	15060393（知己圖書股份有限公司）
印刷	上好印刷股份有限公司

可掃描QRC
至線上填回函！

定價 799 元
ISBN 978-986-5529-74-1